Helicobacter pylori –
Von der Grundlage zur Therapie

Eigenschaften · Pathogenese
Nachweis · Eradikation

Helicobacter pylori – Von der Grundlage zur Therapie

Eigenschaften · Pathogenese
Nachweis · Eradikation

Herausgegeben von
P. Malfertheiner

Bearbeitet von

E. Bayerdörffer
S. Birkholz
G. Börsch
G. Geis
J. Labenz
P. Malfertheiner
G. Mannes
M. Nilius
W. Opferkuch
E. Seifert
O. Stadelmann
M. Stolte
S. Suerbaum

20 Farbfotos
27 farbige Graphiken
54 Tabellen

1994
Georg Thieme Verlag
Stuttgart · New York

Geschützte Warennamen (Warenzeichen) werden *nicht* besonders kenntlich gemacht. Aus dem Fehlen eines solchen Hinweises kann also nicht geschlossen werden, daß es sich um einen freien Warennamen handelt.

Das Werk, einschließlich aller seiner Teile, ist urheberrechtlich geschützt. Jede Verwertung außerhalb der engen Grenzen des Urheberrechtsgesetzes ist ohne Zustimmung des Verlages unzulässig und strafbar. Das gilt insbesondere für Vervielfältigungen, Übersetzungen, Mikroverfilmungen und die Einspeicherung und Verarbeitung in elektronischen Systemen.

© 1994 Georg Thieme Verlag
Rüdigerstraße 14, D-70469 Stuttgart

Printed in Germany

Satz: DataSatz Roßberg, D-72555 Metzingen
Satzsystem: Ventura Publisher 4.11
Druck: Gulde-Druck GmbH, D-72070 Tübingen
Buchbinder: F. W. Held, D-72108 Rottenburg

ISBN 3-13-127401-8   2 3 4 5 6

Die Deutsche Bibliothek – CIP-Einheitsaufnahme

Helicobacter pylori : Von der Grundlage zur Therapie ; Eigenschaften, Pathogenese, Nachweis, Eradikation / hrsg. von P. Malfertheiner. Bearb. von E. Bayerdörffer ... – Stuttgart ; New York : Thieme, 1994

NE: Malfertheiner, Peter [Hrsg.]; Bayerdörffer, Ekkehard

Wichtiger Hinweis: Wie jede Wissenschaft ist die Medizin ständigen Entwicklungen unterworfen. Forschung und klinische Erfahrung erweitern unsere Erkenntnisse, insbesondere was Behandlung und medikamentöse Therapie anbelangt. Soweit in diesem Werk eine Dosierung oder eine Applikation erwähnt wird, darf der Leser zwar darauf vertrauen, daß Autoren, Herausgeber und Verlag große Sorgfalt darauf verwandt haben, daß diese Angabe dem *Wissensstand bei Fertigstellung des Werkes* entspricht.
Für Angaben über Dosierungsanweisungen und Applikationsformen kann vom Verlag jedoch keine Gewähr übernommen werden. Jeder Benutzer ist angehalten, durch sorgfältige Prüfung der Beipackzettel der verwendeten Präparate und gegebenenfalls nach Konsultation eines Spezialisten festzustellen, ob die dort gegebene Empfehlung für Dosierungen oder die Beachtung von Kontraindikationen gegenüber der Angabe in diesem Buch abweicht. Eine solche Prüfung ist besonders wichtig bei selten verwendeten Präparaten oder solchen, die neu auf den Markt gebracht worden sind. Jede Dosierung oder Applikation erfolgt auf eigene Gefahr des Benutzers. Autoren und Verlag appellieren an jeden Benutzer, ihm etwa auffallende Ungenauigkeiten dem Verlag mitzuteilen.

Adressen

Dr. med. *Ekkehard Bayerdörffer*
Universität München
Klinikum Großhadern
Medizinische Klinik II
Marchioninistraße 15
81377 München

Dr. rer. nat. *Sabine Birkholz*
Medizinische Mikrobiologie und Immunologie
Ruhr-Universität Bochum
Universitätsstraße 150
44801 Bochum

Priv. Doz. Dr. med. *Gereon Börsch*
Elisabeth-Krankenhaus
Akad. Lehrkrankenhaus der Universität Essen
Moltkestraße 61
45138 Essen

Dr. rer. nat. *Gabriele Geis*
Medizinische Mikrobiologie und Immunologie
Ruhr-Universität Bochum
Universitätsstraße 150
44801 Bochum

Dr. med. *Joachim Labenz*
Elisabeth-Krankenhaus,
Akad. Lehrkrankenhaus der Universität Essen
Moltkestraße 61
45138 Essen

Prof. Dr. med. *Peter Malfertheiner*
Universität Bonn
Zentrum für Innere Medizin
Medizinische Klinik
Sigmund-Freud-Straße 25
53127 Bonn

Priv. Doz. Dr. med. *Gerhard Mannes*
Krankenhaus der Barmherzigen Brüder
Innere Abteilung
Romanstraße 93
80639 München

Dr. biol. hum. *Manfred Nilius*
Universität Bonn
Zentrum für Innere Medizin
Medizinische Klinik
Sigmund-Freud-Straße 25
53127 Bonn

Prof. Dr. med. *Wolfgang Opferkuch*
Medizinische Mikrobiologie und Immunologie
Ruhr-Universität Bochum
Universitätsstraße 150
44801 Bochum

Prof. Dr. med. *Erwin Seifert*
Städtisches Krankenhaus Kemperhof
I. Medizinische Klinik
Koblenzer Straße 115–155
56065 Koblenz

Prof. Dr. med. *Ottmar Stadelmann*
Klinikum Fürth
Chefarzt der II. Medizinischen Klinik
Jakob-Henle-Straße 1
90766 Fürth

Prof. Dr. med. *Manfred Stolte*
Klinikum Bayreuth
Preuschwitzer Straße 101
95445 Bayreuth

Dr. med. *Sebastian Suerbaum*
Medizinische Mikrobiologie und Immunologie
Ruhr-Universität Bochum
Universitätsstraße 150
44801 Bochum

Vorwort

Als 1983 die Entdeckung eines spiralförmigen pathogenen Keims im Magen als kleine Mitteilung in Form eines Briefes im Lancet von *Marshall* und *Warren* auf die Reise geschickt wurde, nahm kaum jemand aus der großen Ärztegemeinschaft Notiz davon. Die Tragweite dieser Entdeckung und ihre Bedeutung für die gastroduodenale Pathologie konnte zu diesem Zeitpunkt kaum jemand erahnen. In den ersten Jahren nach dieser als sensationell einzustufenden Entdeckung eines magenpathogenen Keims, waren es zunächst nur wenige Pioniere, die sich der Erforschung dieses Keims annahmen. Allerdings waren die meisten derjenigen, die sich frühzeitig mit der Erforschung dieses Keims beschäftigten, rasch von seinen morphologischen und funktionellen Besonderheiten in den Bann gezogen.

Als 1987 erstmals die Kenntnis verbreitet wurde, daß eine erfolgreiche Behandlung der H.-pylori-Infektion bei Ulcus duodeni drastisch zur Rezidivsenkung dieses Leidens führt, erwachte das Interesse der Kliniker. Mit diesem Anstoß begann die Suche nach effektiven Behandlungsstrategien. Durch die Vielzahl von Studien mit verschiedenen antibakteriellen Substanzen wurde bald klar, daß die effiziente Behandlung der H.-pylori-Infektion eine Reihe von Sonderanforderungen an das Behandlungsprinzip stellen würde.

In gleichem Maße, wie man sich bemühte, geeignetere Therapiemaßnahmen zur Behandlung dieser Infektion zu finden, wuchs auch die Erkenntnis um die Virulenzfaktoren von H. pylori, die Pathomechanismen bei der Interaktion von H. pylori und gastroduodenaler Schleimhaut. Die Fülle dieses Wissens ist innerhalb kürzester Zeit enorm angewachsen und in seiner Gesamtheit kaum noch überschaubar. Aus diesem Grunde und mit dem Ziel einer informativen Bestandsaufnahme wesentlicher Grundlagenerkenntnisse und klinischer Auswirkungen haben sich die Autoren dieses Buches zusammengefunden. Das Spektrum der abgehandelten Themen reicht von der Charakterisierung des spiraligen Keims, seit 1989 taxonomisch in die eigene Gattung Helicobacter eingeordnet, über die Virulenz- und pathogenetischen Faktoren bis hin zum Spektrum der pathomorphologischen Ausprägung dieser Infektion.

Ein wesentlicher Teil ist schließlich den klinischen Aspekten der H.-pylori-Infektion gewidmet, den diagnostischen Nachweisverfahren und der Entwicklung therapeutischer Strategien. Auch wenn wir zum gegenwärtigen Zeitpunkt in der Behandlung der Helicobacter-pylori-Infektion nicht immer erfolgreich sind, so reichen die bisher gelaufenen Untersuchungen doch aus, um uns einen standardisierten Therapieplan aufzuzeigen, der gegenüber den bisherigen Therapiemethoden für die Ulkuskrankheit eindeutige Vorteile zeigt. Die Heilung der Ulkuskrankheit ist durch die Behandlung der H.-pylori-Infektion für viele Patienten in den Bereich des Machbaren gerückt.

P. Malfertheiner

Inhaltsverzeichnis

Adressen   *V*

Vorwort   *VII*

S. Suerbaum, Sabine Birkholz, Gabriele Geis, W. Opferkuch
Mikrobiologische Aspekte von Helicobacter pylori   *1*

P. Malfertheiner, M. Nilius
Pathogenese der Helicobacter-pylori-Infektion   *11*

M. Stolte
Pathologie der Helicobacter-pylori-Krankheiten (Farbtafeln I–IV)   *19*

O. Stadelmann
Spektrum der Helicobacter-pylori-assoziierten Erkrankungen (Farbtafeln V–VII)   *39*

P. Malfertheiner, M. Nilius
Diagnostik der Helicobacter-pylori-Infektion   *55*

P. Malfertheiner, M. Stolte
Indikationen zur Therapie der Helicobacter-pylori-Infektion   *63*

E. Seifert
Die Wertigkeit der Helicobacter-pylori-Infektion-Monotherapien   *69*

J. Labenz, G. Börsch
Rolle der Helicobacter-pylori-Eradikation im Behandlungskonzept der peptischen Ulkuskrankheit   *77*

E. Bayerdörffer, G. Mannes
Das neue Konzept in der Therapie des peptischen Ulkus: Protonenpumpenblocker und Antibiotika   *87*

Sachverzeichnis   *101*

Farbtafeln nach Seite   *38*

Mikrobiologische Aspekte von Helicobacter pylori

S. Suerbaum, Sabine Birkholz, Gabriele Geis, W. Opferkuch

Die Entdeckung von Helicobacter pylori (H. pylori) wurde durch die eingehenden histopathologische Untersuchungen von Magenbiopsien an Gastritispatienten durch *Warren* und *Marshall* ermöglicht. Die spiralförmigen Bakterien, die vor allem auf der antralen Schleimhaut gefunden werden, wurden zuerst „Campylobacter like organism" genannt. Später gelang es, diese Bakterien anzuzüchten, und sie wurden schließlich Campylobacter pyloridis bzw. später Campylobacter pylori genannt. Nach der Schaffung der neuen Gattung Helicobacter werden sie heute als Helicobacter pylori bezeichnet.

In der Folge der Entdeckung von H. pylori beim Menschen wurden bei einer Reihe von Tieren weitere Vertreter der Gattung Helicobacter gefunden (Tab. 1). Einige dieser Spezies sind auch von Menschen isoliert worden. H. pylori erfüllt, wie zwei Selbstversuche zeigen, die Koch-Henleschen Postulate: Das Bakterium wird mit großer Regelmäßigkeit bei einer bestimmten Erkrankung (Gastritis vom Typ B, Duodenalulkus) gefunden. In diesen Selbstversuchen konnte gezeigt werden, daß die Infektion mit H. pylori zu der genannten Erkrankung führt, und daß H. pylori aus den erkrankten Personen kulturell wieder anzüchtbar ist. H. pylori ist damit in die Gruppe der obligaten pathogenen Bakterien einzustufen.

Wie große epidemiologische Studien zeigen, ist H. pylori einer der am weitesten verbreiteten Krankheitserreger. Bisher geht man davon aus, daß der Mensch das einzige Erregerreservoir ist, wobei der genaue Übertragungsweg noch unklar ist. H. pylori ist bisher regelmäßig nur im Magen und Duodenum des Menschen gefunden worden. Vereinzelte Mitteilungen berichten die Anzüchtung von H. pylori aus Zahnabstrichen und Stuhlproben bzw. den Nachweis von H. pylori in Speichel, Zahnplaques oder Stuhlproben mit Hilfe der Polymerase-Kettenreaktion (PCR).

Morphologische und biochemische Charakteristika von H. pylori

■ H. pylori ist ein gramnegatives, gebogenes oder mit maximal 3 Windungen leicht spiralförmiges Bakterium, das unipolar 2–6 Flagellen (Geißeln) aufweist (Abb. 1). Als ein charakteristisches Kennzeichen der Gattung Helicobacter besitzt H. pylori Flagellenhüllen, die das Flagellenfilament umgeben.

Eine sichere Identifizierung von H. pylori ist bei einer entsprechenden Kulturmorphologie durch eine positive Urease-Reaktion und durch den Nachweis von Katalase und Oxidase möglich (Tab. 2). Andere Helicobacter-Spezies (Tab. 1) kommen entweder nicht vom Magen (z.B. H. cinaedi und H. fennelliae, diese sind außerdem

Tab. 1 Vorkommen der bisher bekannten Helicobacter-Spezies.

Helicobacter-Spezies	Wirt
H. pylori	Mensch
H. mustelae	Frettchen
H. felis	Hund, Katze
H. nemestrinae	Affe
H. acinonyx	Gepard
„H. Heilmannii"	Katze, Hund, Mensch
H. cinaedi	Mensch
H. fennelliae	Mensch
H. muridarum	Nagetiere

Tab. 2 Identifizierungsmerkmale von H. pylori.

- gramnegatives, gebogenes / spiralförmiges Stäbchen
- typische Koloniemorphologie
- stark positiver Ureasetest
- positiver Katalasetest
- positiver Oxidasetest
- keine Nitratreduktase
- keine Hippurat-Hydrolyse
- Nalidixinsäure-resistent
- Cefalotin-sensibel

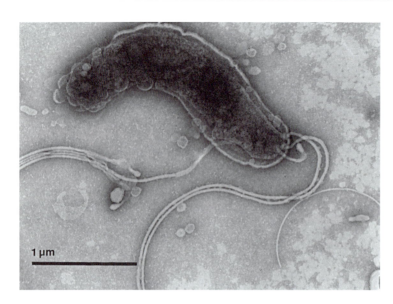

Abb. 1 Elektronenmikroskopische Aufnahme von H. pylori.

ureasenegativ) oder überhaupt nicht beim Menschen vor (z. B. H. mustelae oder H. felis). Einzige Ausnahme stellt lediglich „H. Heilmannii" dar, das bisher jedoch nur in einzelnen Fällen im menschlichen Magen mikroskopisch nachgewiesen werden konnte. Dieses Bakterium hat eine, verglichen mit H. pylori, auffällig unterschiedliche Ultrastruktur und konnte bisher noch nicht angezüchtet werden.

Eine sichere Unterscheidung verschiedener Stämme ist bei H. pylori nicht durch Analyse von Proteinprofilmustern bzw. Enzymprofilen zufriedenstellend möglich, sondern nur durch molekulargenetische Untersuchungsmethoden. Neben der wenig aussagekräftigen Untersuchung von Plasmidprofilen gibt es zwei Methoden, die die eindeutige Identifizierung eines bestimmten Stammes ermöglichen:
1. Die Untersuchung von DNA-Restriktionsprofilen, die für jeden Stamm ein charakteristisches Muster aus Hunderten von Banden ergibt.
2. Die Amplifikation eines kurzen DNA-Fragments (beispielsweise 200 Basenpaare aus dem ureC-Urease-Gen) mit Hilfe der PCR und nachfolgende Bestimmung der Nukleotidsequenz dieses Fragments. Diese Untersuchung kann in entsprechend eingerichteten Laboren mit geringem Zeitaufwand durchgeführt werden und ergibt wegen der hohen Variabilität der Nukleotidsequenzen bei verschiedenen H.-pylori-Stämmen eine für den jeweiligen Stamm charakteristische Sequenz. Der Vergleich der Sequenzen erlaubt außerdem eine quantitative Aussage über den Grad der Verwandtschaft zwischen verschiedenen Stämmen.

Bisher konnten nur sehr wenige Strukturen bzw. Bestandteile von H. pylori isoliert, gereinigt und charakterisiert werden. Dazu gehören unter anderem die Urease, die beiden Flagelline als Bestandteil des Flagellenfilamentes und ein sogenanntes Hitzeschockprotein. Von dem Lipopolysaccharid (LPS) von H. pylori, in der äußeren Zellwand lokalisiert, ist bekannt, daß es eine für die Lipopolysaccharide außergewöhnliche Zusammensetzung hat. Ein charakteristischer Bestandteil des LPS, das Lipid A, enthält nicht nur ungewöhnliche langkettige Hydroxyfettsäuren (3-OH C 18:0 und 3-OH C 16:0) und einen hohen Anteil an Stearinsäure, sondern weist auch ein ungewöhnliches Phosphorylierungsmuster auf. Diese Zusammensetzung könnte ein Grund für die beobachtete verminderte biologische Aktivität des H.-pylori-LPS sein. Im Gegensatz zu den Lipopolysacchariden enthalten die Phospholipide von H. pylori vor allem große Anteile von Myristinsäure und C-19-Cyclopropanfettsäure. Diese Zusammensetzung der Phospholipide könnte zu ungewöhnlichen Membraneigenschaften von H. pylori führen. ■

Virulenzfaktoren von H. pylori

Als Virulenzfaktoren bezeichnet man die Eigenschaften eines pathogenen Bakteriums, die ihm die Fähigkeit geben, eine bestimmte ökologische Nische im Körper des Wirts zu kolonisieren und sich dort trotz der Immunantwort und der unspezifischen Abwehrmechanismen des Wirtsorganismus zu vermehren. Kenntnisse über Virulenzfaktoren helfen, den Ablauf und die Mechanismen einer Infektionskrankheit besser zu verstehen.

Tab. 3 Mögliche Virulenzfaktoren von H. pylori und aktueller Stand ihrer molekularen Charakterisierung. Aufgeführt sind nur Strukturen, die entweder als Proteine gereinigt oder deren Strukturgene kloniert sind.

Struktur	Funktion	gereinigte Proteine	klonierte Gene	mutierte Gene
Urease	Säureneutralisierung zytotoxischer Effekt	kleine Untereinheit (26,5 kDa) große Untereinheit (61 kDa)	ureA ureB ureC-K	ureB ureG
Flagellum	Beweglichkeit	Hauptflagellin (53 kDa) „minor flagellin" (54 kDa)	flaA flaB	flaA flaB
Adhäsine	Bindung an Epithelzellen	fibrilläres Hämagglutinin (20,5 kDa)	hpaA	
Zytotoxine	Gewebsschädigung	„vacuolating toxin" (87 kDa) 120 kDa-Protein?		
Katalase	Schutz vor Phagozytose	54 kDa-Protein	katA (partiell)	
Superoxid-dismutase	Schutz vor toxischen Sauerstoffradikalen	23 kDa-Protein		
Hitzeschock-proteine	Proteinstabilisierung und -transport (Chaperonin)	HspB (58 kDa)	hspB hspA	Mutation letal

▪ Die Charakterisierung eines Virulenzfaktors verläuft in drei Stufen: der Reinigung des Proteins, Klonierung der zugehörigen Gene sowie Konstruktion und Untersuchung von isogenen Mutantenstämmen, die sich von dem Wildstamm nur im Fehlen dieses Virulenzfaktors unterscheiden. Solche Mutanten können dann in einem Tiermodell der Infektion auf ihre Virulenz hin untersucht werden und ermöglichen damit das exakte Studium der Rolle eines Proteins in der Pathogenese. Bei H. pylori sind bisher zwei Eigenschaften – *Ureasebildung* und *Beweglichkeit* – mit an Sicherheit grenzender Wahrscheinlichkeit als Virulenzfaktoren identifiziert und alle drei Stufen realisiert worden. Für andere mögliche Virulenzfaktoren sind entweder nur die Reinigung und/oder die Klonierung gelungen. Details über den Stand der Forschung gibt Tab. 3.

Aus den oben genannten Gründen sind Tiermodelle für die Virulenzfaktorforschung, aber ebenso auch für die Suche nach wirksamen Therapeutika und die Entwicklung eines Impfstoffs von großer Bedeutung. Helicobacter spp. zeigen einen hohen Grad von *Wirtsspezifität*. Dies hat die Etablierung von Tiermodellen sehr erschwert. Für die H.-pylori-Infektion gibt es nur ein einziges valides Modell, die Kolonisierung von gnotobiotischen Ferkeln. Da diese durch Kaiserschnitt geboren und unter sterilen Bedingungen aufgezogen werden müssen, ist dieses Modell kostenintensiv und nur sehr beschränkt einsetzbar. Man greift daher auch auf mit H. pylori eng verwandte tierpathogene Helicobacter spp. zurück. Die zwei wichtigsten Modelle sind die H.-mustelae-Infektion des Frettchens und die H.-felis-Infektion von Mäusen und Ratten. Parallel zu den Untersuchungen an H. pylori werden daher sowohl proteinchemische als auch molekulargenetische Untersuchungen an H. mustelae und H. felis durchgeführt, auf die hier aber nicht weiter eingegangen wird.

▪ H. pylori besitzt drei markante Eigenschaften, die das Bakterium in die Lage versetzen, im normalerweise sterilen Milieu des Magens zu überleben, die Mukusschicht zu durchdringen und die Magenschleimhaut zu kolonisieren: die Produktion großer Mengen von Urease, einen hohen Grad von Motilität und die Fähigkeit zur Adhärenz an Epithelzellen.

Urease

Sechs Prozent der Proteine der H.-pylori-Zelle sind Urease, ein Enzym, das die Spaltung von Harnstoff in Ammoniak und Kohlendioxid katalysiert. Durch Spaltung des im Magen in geringen Konzentrationen vorkommenden Harnstoffs kann sich nach der gängigen Modellvorstellung das Bakterium mit einer Wolke von Ammoniak umgeben, das die Säure des Magensafts neutralisiert. Dieses Modell wird durch verschiedene experimentelle Befunde gestützt:
1. H. pylori wird in vitro durch ein Kulturmedium mit niedrigem pH schnell abgetötet, wenn die-

ses keinen Harnstoff enthält. Setzt man dem Medium Harnstoff zu, erhöht dies die Säureresistenz des Bakteriums erheblich.
2. Die Gegenwart von Ureasehemmstoffen reduziert die Fähigkeit der Bakterien, die Magenschleimhaut eines Versuchstiers zu kolonisieren.
3. Mit Hilfe molekulargenetischer Methoden konnte gezielt eines der Urease-Gene (ureB) inaktiviert und damit eine Mutante von H. pylori erzeugt werden, die keine Urease produzieren kann. Diese Mutante wurde im Tiermodell der H.-pylori-Infektion des gnotobiotischen Ferkels untersucht und erwies sich als absolut unfähig, die Magenschleimhaut der Ferkel zu kolonisieren.

Motilität

H. pylori verfügt über eine außergewöhnlich hohe Beweglichkeit, die es in die Lage versetzt, sich nicht nur im flüssigen Milieu, sondern auch im viskösen Mukus der Magenschleimhaut zu bewegen und dadurch die Epithelschicht zu erreichen. Diese Motilität verdankt H. pylori vor allem seinen Flagellen, die das Bakterium vorantreiben. Die Beweglichkeit in viskösen Flüssigkeiten wird wahrscheinlich zusätzlich durch die Spiralform des Bakteriums begünstigt.

Die Gene (flaA und flaB), die für die beiden Proteine, aus denen das Geißelfilament zusammengesetzt ist, kodieren, sind kloniert worden. Durch Inaktivierung dieser Gene ist es auch möglich geworden, unbewegliche Mutanten von H. pylori herzustellen. Bisherige Versuche im Tiermodell haben gezeigt, daß weniger bewegliche Stämme von H. pylori auch eine geringe Kolonisierungsfähigkeit besitzen. Dieser Befund unterstützt das Konzept, daß die Beweglichkeit ein entscheidender Kolonisierungsfaktor für H. pylori ist. Untersuchungen der auf molekulargenetischem Wege hergestellten Mutanten im Modell der gnotobiotischen Ferkel sind im Gange und werden die endgültige Klärung dieser Frage ermöglichen. Die für die Geißeln von Helicobacter spp. typischen Flagellenhüllen dienen wahrscheinlich dazu, die sehr säurelabilen Filamente vor der Einwirkung der Magensäure zu schützen.

Adhärenz

Ultrastrukturelle Untersuchungen von H.-pylori-infizierten Schleimhäuten zeigen entweder eine enge, sozusagen Zell-zu-Zell-Adhärenz von H. pylori mit Magen-Epithelzellen oder eine mehr distanzierte, mit einem deutlichen Zwischenraum versehene Assoziation. Dies weist darauf hin, daß H. pylori, ebenso wie viele andere Erreger von Infektionen des Gastrointestinaltrakts, verschiedene Strukturen (sogenannte Adhäsine) ausbildet, die eine feste und spezifische Bindung an Rezeptoren der Epithelzelle bewirken können. Während in vivo H. pylori eine hohe Wirtszellspezifität zeigt, binden H.-pylori-Zellen in vitro an sehr viele verschiedene Typen von Epithelzellinien. Mehrere Adhäsine, die die Bindung an solche Epithelzellinien vermitteln, sind beschrieben worden. Es ist aber noch nicht klar, welche dieser Strukturen für die Bindung an die Magenepithelzelle verantwortlich sind. Bisher ist erst ein potentielles Adhäsin-Gen kloniert worden. Wie bei anderen möglichen Virulenzfaktorgenen wird auch hier die Untersuchung isogener Mutanten im Tiermodell die Fragen klären können, welche Adhäsine für die Pathogenese der H.-pylori-Infektion von Bedeutung sind.

Zytotoxine

Viele H.-pylori-Stämme geben Substanzen in das Nährmedium ab, die in vitro bei Zellkulturen eine Zellschädigung bewirken, die sich morphologisch in einer Vakuolisierung des Zytoplasmas äußert. Diese Substanzen werden als vakuolisierende Zytotoxine bezeichnet. Ähnliche Vakuolisierungen wurden bei elektronenmikroskopischen Untersuchungen von H.-pylori-infiziertem Magenschleimhautgewebe gefunden. Es wird daher angenommen, daß die Zytotoxine, die diese Vakuolisierung hervorrufen, von Bedeutung für die Entstehung von Schleimhautläsionen sind. Diese Faktoren werden nicht von allen H.-pylori-Stämmen gebildet; eine Arbeitsgruppe hat eine Korrelation zwischen der Fähigkeit eines Stammes, Vakuolisierung zu induzieren, und seinem pathogenen Potential beschrieben. Unterschiede in der Expression solcher Zytotoxine könnten also eine Ursache für die unterschiedlichen klinischen Verläufe der H.-pylori-Infektion sein.

Ein Protein, das Vakuolisierung induzieren kann, ist bisher gereinigt worden, weitere molekularbiologische Untersuchungen, besonders die Herstellung von Mutanten und die Prüfung ihrer Pathogenität im Tiermodell, stehen bisher noch aus. Es ist zur Zeit noch unklar, ob ein oder tatsächlich mehrere Zytotoxine an der Pathogenese der H.-pylori-Infektion beteiligt sind. Die Aufklärung der Ursachen der Zytotoxizität von H. pylori wird dadurch kompliziert, daß offensichtlich auch der durch Urease freigesetzte Ammoniak zellschädigend wirkt, so daß es schwierig ist, die von den Zytotoxinen hervorgerufenen Effekte von denen der Urease abzutrennen. Es erscheint derzeit als wahrscheinlich, daß die Urease mit den Zytotoxinen synergistisch wirkt.

Streßproteine (Hitzeschock-Proteine)

Viele Bakterienspezies und auch eukaryontische Zellen haben die Eigenschaft, auf ungünstige Umweltbedingungen („Streß") mit der Bildung bestimmter Proteine zu reagieren. Gegen ein Hitzeschockprotein von H. pylori (HspB) wird im Verlauf der Infektion ein hoher Antikörpertiter ausgebildet. Es wird diskutiert, ob die starke Immunreaktion gegen diese Hitzeschockproteine aufgrund der Kreuzreaktion mit Hitzeschockproteinen der menschlichen Zellen an der Entstehung von Schleimhautläsionen beteiligt ist (Autoimmunpathogenese).

Weitere mögliche Virulenzfaktoren

H. pylori setzt eine Reihe von extrazellulären Enzymen frei, von denen einige (insbesondere Proteasen und Phospholipasen) wahrscheinlich die Viskosität des Mukus herabsetzen und damit die Kolonisierung fördern können. Katalase und Superoxiddismutase werden von H. pylori ebenfalls gebildet und können eine Rolle beim Widerstand von H. pylori gegenüber der Phagozytose spielen. Weitere bakterielle Stoffwechselprodukte wie Lipopolysaccharide, Abbauprodukte der Urease und andere proinflammatorische Substanzen, können an der Induktion und Erhaltung der Entzündungsreaktion beteiligt sein.

Die H.-pylori-Infektion beeinflußt die sekretorischen Funktionen der Magenschleimhaut. In der akuten Phase der Infektion findet sich eine typische Hypochlorhydrie; in der chronischen Phase wird bei den meisten Patienten eine Erhöhung des Serumgastrinspiegels beobachtet. Zumindest an der Störung der Parietalzellfunktion scheint H. pylori direkt beteiligt zu sein, da ein Proteinfaktor beschrieben wurde, der die Säuresekretionsfähigkeit von Parietalzellen in vitro hemmt. Eine weitergehende biochemische Charakterisierung dieses Faktors steht noch aus. Die Ursachen der Gastrinspiegelerhöhung sind bislang noch ungeklärt.

Immunologie

Eine Infektion mit H. pylori führt zu einer charakteristischen Entzündungsreaktion der Magenmukosa, die sich durch eine starke Infiltration der Lamina propria durch Entzündungszellen auszeichnet (Tab. 4). Das Infiltrat setzt sich aus Plasmazellen, T-Lymphozyten und je nach Aktivitätsgrad der Gastritis aus Monozyten/Makrophagen bzw. Granulozyten zusammen. Das Ausmaß der Entzündungsreaktion ist unabhängig vom Schweregrad der klinischen Symptome. Die Plasmazellen in der Submukosa müssen als H.-pylori-spezifisch angesehen werden, da H.-pylori-spezifische Immunglobuline der Klasse A und G sowohl lokal auf der Magenschleimhaut als auch systemisch vorhanden sind. Lokal wird vor allem sekretorisches IgA gebildet, aber nur geringe Mengen an IgM und IgG, während die systemischen Antikörper überwiegend der Immunglobulinklasse G angehören.

Tab. 4 Immunreaktionen in der Magenmukosa H.-pylori-infizierter Patienten in vivo.

- Aktivierung von B-Zellen ⟶ Ausbildung von
- Aktivierung von T-Zellen   Lymphfollikeln
- Ansammlung von Neutrophilen/Makrophagen
- MHCII-Expression von Magenepithelzellen
- Zytokinfreisetzung

■ Zur Überprüfung der Spezifität der in der Magenmukosa gebildeten Antikörper wurden Magenbiopsien in Kulturmedium inkubiert (sogenannte Organkulturen). Im Kulturüberstand von Biopsien infizierter Patienten, aber bei keinem der nicht-infizierten Patienten wurden H.-pylori-spezifische Antikörper nachgewiesen. Die mukosalen Antikörper zeigen ein ähnliches Erkennungsmuster von H.-pylori-Proteinen im Western-Immunoblot wie die Antikörper, die im Serum der infizierten Patienten auftreten. Hauptimmunogene scheinen vor allem Proteine mit Molekulargewichten von 120, 90, 61, 54 und 31 kDa zu sein.

Es konnte nachgewiesen werden, daß die auf dem Schleimhautepithel liegenden Bakterien mit spezifischen Antikörpern und Komplement beladen sind. Trotz der vorliegenden Opsonisierung wird H. pylori nicht eradiziert, obwohl die Bakterien in vitro sensitiv für den klassischen Komplementaktivierungsweg sind. In vitro kann H. pylori erfolgreich phagozytiert und abgetötet werden; in vivo wurden bisher keine derartigen Beobachtungen gemacht. Das besondere Säuremilieu des Magens mag dazu beitragen, die „normalen" Eliminationsmechanismen zu behindern.

In Seren infizierter Personen sind Autoantikörper nachgewiesen worden, die mit menschlicher Antrummukosa reagieren. Diese Antikörper konnten mit H. pylori, aber nicht mit anderen gram- negativen Bakterien absorbiert werden. Diese Kreuzreaktion könnte auf das Hitzeschockprotein von H. pylori zurückzuführen sein.

In Organkulturen von Magenbiopsien, die aus H.-pylori- infizierten Patienten stammten, konnte eine höhere Zytokinfreisetzung, vor allem des Entzündungsmediators Tumor- Nekrose-Faktor-α (TNF-α) und von Interleukin 6 (IL-6), gemessen werden als in der Magenmukosa nicht infizierter Patienten.

Außerdem wurde eine erhöhte Expression von MHCII-Molekülen (HLA-DR Antigene) auf Magenepithel-Zellen bei H.-pylori-infizierten Patienten nachgewiesen, die normalerweise nicht exprimiert werden. Die Expression der MHCII-Moleküle könnte die Epithelzellen zur Präsentation von Antigenen befähigen, so daß die Antigene im Zusammenhang mit dem MHCII-Komplex von spezifischen T-Zellen erkannt werden können. Diese Befunde deuten auf eine Beteiligung von H. pylori an der Aktivierung von Entzündungszellen und damit an der Entzündungsreaktion hin. ∎

Bei der Betrachtung der einzelnen an der Entzündung beteiligten Zellarten konnte in vitro nachgewiesen werden, daß H. pylori Neutrophile und Makrophagen/Monozyten zu aktivieren vermag und einen chemotaktischen Faktor für diese Zellen besitzt (Tab. 5). Untersuchungen zeigten, daß die 61 kDa Untereinheit der Urease an der Chemotaxis beteiligt sein könnte.

Tab. 5 Direkter Einfluß von H. pylori auf die Immunantwort in vitro.

- Aktivierung von B-Zellen (Antikörperproduktion)
- Aktivierung von T-Zellen (Proliferation)
- Aktivierung von Makrophagen und Neutrophilen („oxidative burst", Zytokinfreisetzung)
- Chemotaktische Aktivität für Makrophagen und Neutrophile

H. pylori ist auch in der Lage, Makrophagen zur Zytokinfreisetzung (TNF-α, IL-1, IL-6, IFN-γ) zu stimulieren. Dies wurde für formalinfixierte Bakterien, für gereinigtes LPS und wasserlösliche Oberflächenproteine von H. pylori nachgewiesen. Trotz seiner im Vergleich zum LPS anderer gramnegativer Bakterien niedrigen Mitogenität, Pyrogenität und geringen Stimulierung der Zytokinfreisetzung kann davon ausgegangen werden, daß auch H.-pylori-LPS am Entzündungsprozeß in der Magenmukosa beteiligt ist.

Der Einfluß von H. pylori auf Lymphozyten ist bisher vor allem an peripheren mononukleären Blutzellen (PBMC) untersucht worden. H. pylori hat eine stimulierende Wirkung auf die DNA-Synthese von PBMC sowohl von infizierten als auch von gesunden Blutspendern. Die Proliferationsantwort PBMC-infizierter Spender fällt allerdings geringer aus als diejenige von gesunden Spendern. Dieser Unterschied zeigt sich nicht in der Proliferationsantwort auf Mitogene oder andere antigene Stimuli wie Tetanustoxin oder gereinigtem Tuberkulin. Bei PBMC von H.-pylori-infizierten Blutspendern wurden nach Stimulation mit H. pylori mehr lösliche CD8-Moleküle nachgewiesen als bei den PBMC von gesunden Spendern. Die nahestehende Vermutung einer CD8-T-Zell-Aktivierung steht im Gegensatz zu histochemischen Untersuchungen, in denen in der Lamina propria eine erhöhte Anzahl von CD4-, nicht aber von CD8-Zellen nachgewiesen wurde. So bleibt die Frage ungeklärt, warum PBMC von H.-pylori-positiven Patienten sich schlechter durch H. pylori stimulieren lassen als diejenigen von gesunden Spendern. Untersuchungen unserer Arbeitsgruppe konnten zeigen, daß H. pylori immunsuppressive Eigenschaften aufweist, die in vitro zu einer Inhibition der Proliferation von PBMC führen. Dieser supprimierende Einfluß auf die Immunantwort durch H. pylori könnte eine Erklärung für den chronischen Verlauf der Infektion sein.

Mikrobiologische Diagnostik

Die Besiedlung des Magens durch H. pylori kann direkt und indirekt nachgewiesen werden (Tab. 6). Die direkte, invasive Methode durch Gewinnung eines Magenbiopsates ist die heute am häufigsten praktizierte Methode. Dabei wird der histologische Nachweis des Keims mit einem Ureasenachweis (CLO-Test), der die starke Ureaseaktivität von H. pylori ausnutzt, gekoppelt. Eine weitere Möglichkeit des Nachweises besteht in der kulturellen Anzüchtung von H. pylori. Für eine erfolg-

Tab. 6 Nachweismethoden der H.-pylori-Infektion.

1. Direkte, invasive Methoden
 - Histologie
 - Ureasetest
 - Kultur

2. Indirekte, nicht-invasive Methoden
 - Antikörpernachweis (ELISA, Immunoblot)
 - ^{13}C-Atemtest
 - PCR

reiche Isolierung und Anzüchtung von H. pylori ist es wichtig, daß eine, besser zwei Biopsien aus verschiedenen Bereichen des Antrums oder evtl. auch Korpus steril entnommen werden. Die Biopsien müssen sofort nach Entnahme in ein geeignetes Transportmedium (z. B. Fildes-Bouillon) gegeben und möglichst schnell einer Kultivierung zugeführt werden.

Zur Anzucht von H. pylori werden die Magenbiopsien jeweils auf einer Columbia-Agarplatte, die 5 % Schafsblut enthält, ausgestrichen. Zur Vermeidung des Wachstums von bakteriellen Kontaminanten aus dem Oropharynx bzw. aus dem Magen (wenn der pH-Wert erhöht ist, können unter Umständen auch im Magen Bakterien nachgewiesen werden) sollte den Agarplatten eine Mischung verschiedener Antibiotika (z. B. Skirrow's Supplement) hinzugefügt werden. Um insbesondere wegen der langen Inkubationsdauer der Platten eine Kontamination mit Pilzen zu verhindern, ist es ratsam, auch Amphotericin B zu verwenden. Nach einer fünftägigen Bebrütung bei 37 °C unter mikroaerophilen Bedingungen können bei einer H.-pylori-positiven Kultur kleine (0,3 – 1,5 mm), durchscheinende Kolonien beobachtet werden, die die oben angeführten Enzymaktivitäten aufweisen.

Serologie

■ Neben der üblichen histologischen Diagnostik von Magenbiopsien wird als nicht-invasive Methode der Nachweis von spezifischen Antikörpern aus Patientenseren eingesetzt. Es wurden dazu verschiedene ELISA (enzyme linked immunoassay) entwickelt, die als Antigen Ganzzell-Sonikate, Glycin-Säureextrakte oder Ureasepräparationen von H. pylori benutzen. Mit diesen zum Teil kommerziell erhältlichen ELISA wird der Antikörper von Immunglobulinen der Klasse G und/oder A bestimmt. Die Spezifität und Sensitivität der verschiedenen ELISA liegt zwischen 75 – 98 %. Serologische Tests bieten sich als Verlaufskontrolle für die Eradikationstherapie von H. pylori sowie für größere epidemiologische Studien an. Aussagekräftiger, aber auch aufwendiger ist der ebenfalls nicht-invasive Atemtest. In ständig zunehmendem Maße wird die PCR sowohl zur Diagnostik als auch zur Aufklärung epidemiologischer Zusammenhänge (Erregerreservoirs, Transmissionswege) eingesetzt. Da diese Methode auch nicht mehr lebensfähige Bakterien nachweisen kann, ist die klinische Bedeutung positiver PCR-Befunde umstritten. Die Entwicklung von besser standardisierten PCR-Methoden und deren klinische Validierung sind im Gange; die PCR spielt in der Routinediagnostik derzeit noch keine Rolle. Ausführliche Abhandlung der Diagnostik (s. S. 55). ■

In-vitro-Empfindlichkeitsprüfung von H. pylori

■ Bisher hat sich nur der Agar-Dilutionstest als eine praktikable Methode der In-vitro-Empfindlichkeitstestung von H. pylori erwiesen. Eine Zusammenstellung der Hemmkonzentrationen der wichtigsten getesteten Antibiotika ist in Tab. 7 dargestellt. Mit Ausnahme von Metronidazol hat sich bisher noch keine Resistenzentwicklung von H. pylori gegen ein bestimmtes Antibiotikum gezeigt. H. pylori wird in vitro nicht nur durch die meisten Antibiotika, sondern auch durch verschiedene Wismutsalze oder durch ATPase-Inhibitoren (z. B. Omeprazol) im Wachstum gehemmt.

Es gibt jedoch eine starke Diskrepanz zwischen der In-vitro-Empfindlichkeit und den In-vivo-Eradikationsraten nach Therapie mit den verschiedenen antibakteriell wirksamen Substanzen. Dies ist möglicherweise auf eine unzureichende Penetration des Antibiotikums, z. B. bei lokaler Gabe durch den Magenschleim oder bei systemischer Verabreichung durch eine nicht ausreichende Gewebekonzentration, zurückzuführen. Weitere Möglichkeiten sind eine Unwirksamkeit der Antibiotika durch die langsame Generationszeit von H. pylori bzw. die schlechte Wirksamkeit bestimmter Antibiotika aufgrund der pH-Verhältnisse. ■

Tab. 7 Empfindlichkeit von H. pylori.

Antibiotikum	MHK-Bereich (mg/l)	Antibiotikum	MHK-Bereich (mg/l)
Penicillin	0,002 – 0,006	Ciprofloxacin	0,06 – 0,5
Ampicillin	≤0,03 – 0,25	Sulfamethoxazol	32 – 256
Amoxicillin	0,03 – 0,12	Trimethoprim	256 – 1024
Doxycyclin	0,25 – 8	Metronidazol	0,5 – 16
Gentamicin	0,06 – 0,5	Tinidazol	0,25 – 2
Erythromycin	0,008 – 0,125	Omeprazol	16 – 256
Nalidixinsäure	1,0 – 64	Wismutsubcitrat	8 – 32

Zusammenfassung

Aus mikrobiologischer Sicht wurde mit H. pylori ein weitverbreiteter, wichtiger pathogener Erreger entdeckt. Trotz vieler Fakten, die über dieses Bakterium in der Zwischenzeit bekannt wurden, sind noch wesentliche Fragen ungelöst. Dazu gehört, ob H. pylori eine einheitliche Spezies ist oder ob Subtypen definiert werden können, die ein unterschiedliches pathogenes Potential besitzen. Die Epidemiologie, der Übertragungsmodus und die möglichen Faktoren, die zu einer Infektion des Magens beitragen, müssen noch abgeklärt werden. Obwohl eine Reihe von Virulenzfaktoren sogar bereits molekularbiologisch charakterisiert wurden, sind unsere Kenntnisse über andere Faktoren, wie z. B. Zytotoxine, Säure-Inhibitoren oder Immunmodulatoren, noch sehr lückenhaft. Viele Antibiotika, Wismutsalze und ATPase-Inhibitoren können H. pylori in vitro abtöten, diese Wirksamkeit steht aber oft im Gegensatz zu ihrer In-vivo-Aktivität. Die Kenntnisse über die pharmakodynamische Wirkung dieser antibakteriell wirksamen Substanzen sowie mögliche Resistenzmechanismen von H. pylori müssen noch erforscht werden.

Literatur

Einleitung

Goodwin, C. S., J. A. Armstrong, T. Chilvers, M. Peters, M. D. Collins, L. Sly, W. McConnell, W. E. S. Harper: Transfer of Campylobacter pylori and Campylobacter mustelae to Helicobacter gen. nov. as Helicobacter pylori comb. nov. and Helicobacter mustelae comb. nov., respectively. Int. J. syst. Bacteriol. 39 (1989) 397–405

Krajden, S., M. Fuksa, J. Anderson, J. Kempston, A. Boccia, C. Petrea, C. Babida, M. Karmali, J. L. Penner: Examination of human stomach biopsies, saliva, and dental plaque for Campylobacter pylori. J. clin. Microbiol. 27 (1989) 1397–1398

Labigne, A., V. Cussac, P. Courcoux: Development of genetic and molecular approaches for the diagnosis and study of the pathogenicity of Helicobacter pylori, agent of gastric inflammatory diseases. Bull. Acad. Natl. Med. 175 (1991) 791–800

Lee, A.: Infectious causes of gastroduodenal inflammation in humans. Europ. J. Gastroenterol. Hepatol. 4, Suppl. 2 (1992) 1–7

Marshall, B. J., J. A. Armstrong, D. B. McGechie, R. J. Glancy: Attempt to fulfil Koch's postulates for pyloric Campylobacter. Med. J. Aust. 142 (1985) 436–439

Megraud, F., M. P. Brassens-Rabbe, F. Denis, A. Belbouri, D. Q. Hoa: Seroepidemiology of Campylobacter pylori infection in various populations. J. clin. Microbiol. 27 (1989) 1870–1873

Morris, A. J., M. R. Ali, G. I. Nicholson, G. I. Perez-Perez, M. J. Blaser: Long-term follow-up of voluntary ingestion of Helicobacter pylori. Ann. intern. Med. 114 (1991) 662–663

Taylor, D. N., M. J. Blaser: The epidemiology of Helicobacter pylori infection. Epidemiol. Rev. 13 (1991) 42–59

Warren, J. R., B. Marshall: Unidentified curved bacilli on gastric epithelium in active chronic gastritis. Lancet 1 (1983) 1273–1275

Morphologie und Biochemie

Dick, J. D.: Helicobacter (Campylobacter) pylori: a new twist to an old disease. Ann. Rev. Microbiol. 44 (1990) 249–269

Geis, G., H. Leying, S. Suerbaum, W. Opferkuch: Unusual fatty acid substitution in lipids and lipopolysaccharides of Helicobacter pylori. J. clin. Microbiol. 28 (1990) 930–932

Geis, G., S. Suerbaum, B. Forsthoff, H. Leying, W. Opferkuch: Ultrastructure and biochemical studies of Helicobacter pylori flagellar sheath. J. Med. Microbiol. 38 (1993) 371–377

Goodwin, C. S., J. A. Armstrong: Microbiological aspects of Helicobacter pylori (Campylobacter pylori). Europ. J. clin. Microbiol. Infect. Dis. 9 (1990) 1–13

Moran, A. P., I. M. Helander, T. U. Kosunen: Compositional analysis of Helicobacter pylori rough-form lipopolysaccharides. J. Bacteriol. 174 (1992) 1370–1377

Virulenzfaktoren

Cover, T. L., M. J. Blaser: Purification and characterization of the vacuolating toxin from Helicobacter pylori. J. Biol. Chem. 267 (1992) 10570–10575

Dunn, B. E., R. M. Roop, C. C. Sung, S. A. Sharma, G. I. Perez Perez, M. J. Blaser: Identification and purification of a cpn60 heat shock protein homolog from Helicobacter pylori. Infect. Immun. 60 (1992) 1946–1951

Evans, D. G., D. J. J. Evans, J. J. Moulds, D. Y. Graham: N-acetyl-neuroaminyllactose-binding fibrillar hemagglutinin of Campylobacter pylori: a putative colonization factor antigen. Infect. Immun. 56 (1988) 2896–2906

Evans, D. J. J., D. G. Evans, L. Engstrand, D. Y. Graham: Urease-associated heat shock protein of Helicobacter pylori. Infect. Immun. 60 (1992) 2125–2127

Ferrero, R. F., A. Labigne: Organization and expression of the Helicobacter pylori urease gene cluster. In *Goodwin, C. S., B. Worsley* (Hrsg.): Helicobacter pylori: Biology and clinical practice. CRC Press (1993) im Druck

Labigne, A., V. Cussac, P. Courcoux: Shuttle cloning and nucleotide sequences of Helicobacter pylori genes responsible for urease activity. J. Bacteriol. 173 (1991) 1920–1931

Leying, H., S. Suerbaum, G. Geis, R. Haas: Cloning and genetic characterization of a Helicobacter pylori flagellin gene. Mol. Microbiol. 6 (1992) 2863–2874

Lingwood, C. A., M. Huesca, A. Kuksis: The glycerolipid receptor for Helicobacter pylori (and exoenzyme S) is phosphatidylethanolamine. Infect. Immun. 60 (1992) 2470–2474

Taylor, D. E.: Genetics of Campylobacter and Helicobacter. Ann. Rev. Microbiol. 46 (1992) 35–64

Immunologie

Birkholz, S., U. Knipp, C. Nietzki, R. J. Adamek, W. Opferkuch: Immunological activity of lipopolysaccharide of Helicobacter pylori on human peripheral mononuclear blood cells in comparison to lipopolysaccharides of other intestinal bacteria. FEMS Immunol. Med. Microbiol. 6 (1993) 317–324

Birkholz, S., U. Knipp, W. Opferkuch: Stimulatory effects of Helicobacter pylori on human peripheral blood mononuclear cells of H. pylori infected patients and healthy blood donors. Zbl. Bakt. 280 (1993) 166–176

Blaser, M. J.: Hypotheses on the pathogenesis and natural history of Helicobacter pylori-induced inflammation. Gastroenterology 102 (1992) 720–727

Graham, D.: Pathogenic mechanism leading to Helicobacter pylori-induced inflammation. Europ. J. Gastroenterol. Hepatol. 4, Suppl 2 (1992) 9–16

Karttunen, R.: Blood lymphocyte proliferation, cytokine secretion and appearance of T cells with activation surface makers in cultures with Helicobacter pylori. Comparison of the responses of subjects with and without antibodies to H. pylori. Clin. exp. Immunol. 83 (1991) 396–400

Kist, M.: Immunology of Helicobacter pylori. In: *Marshall, B. J., R. W. McCallum, R. L. Guerrant* (Hrsg.); Helicobacter pylori in peptic ulceration and gastritis. Blackwell Scientific Publications, Boston 1991 (92–110)

Muotiala, A., I. M. Helander, L. Pyhala, T. U. Kosunen, A. P. Moran: Low biological activity of Helicobacter pylori lipopolysaccharide. Infect. Immun. 60 (1992) 1714–1716

Mikrobiologische Diagnostik

Kosunen, T. U., K. Seppala, S. Sarna, P. Sipponen: Diagnostic value of decreasing IgG, IgA, and IgM antibody titres after eradication of Helicobacter pylori. Lancet 339 (1992) 893–895

Marshall, B. J.: Practical diagnosis of Helicobacter pylori. In *Marshall, B. J., R. W. McCallum, R. L. Guerrant* (Hrsg.): Helicobacter pylori in peptic ulceration and gastritis. Blackwell Scientific Publications, Boston 1992 (139–159)

Westblom, T. U.: Laboratory diagnosis and handling of *Helicobacter pylori*. In *Marshall, B. J., R. W. McCallum, R. L. Guerrant* (Hrsg.): Helicobacter pylori in peptic ulceration and gastritis. Blackwell Scientific Publications, Boston 1991 (81–91)

In-vivo-Empfindlichkeitsprüfungen

Glupczynski, Y., M. Delmee, C. Bruck, M. Labbe, V. Avesani, A. Burette: Suscepitibility of clinical isolates of Campylobacter pylori to 24 antimicrobial and antiulcer agents. Europ. J. Epidemiol. 4 (1988) 154–157

McNulty, C. A., J. C. Dent: Susceptibility of clinical isolates of Campylobacter pylori to twenty-one antimicrobial agents. Europ. J. clin. Microbiol. Infect. Dis. 7 (1988) 566–569

Suerbaum, S., H. Leying, K. Klemm, W. Opferkuch: Antibacterial activity of pantoprazole and omeprazole against Helicobacter pylori. Europ. J. clin. Microbiol. Infect. Dis. 10 (1991) 92–93

Pathogenese der Helicobacter-pylori-Infektion

P. Malfertheiner, M. Nilius

Der pathogene Effekt von Helicobacter pylori an der Magenschleimhaut kommt durch eine Reihe gut dokumentierter Virulenzfaktoren und der reaktiven, entzündlichen – immunologischen, Antwort der besiedelten Schleimhaut zustande. Dieser Pathomechanismus wird außerhalb des Magens nur dort wirksam, wo aufgrund der vorliegenden gastralen Metaplasie (z. B. im Duodenum) die Voraussetzung für eine H.-pylori-Besiedelung gegeben ist. Nachfolgend sollen die einzelnen Schritte der Schleimhautbesiedelung, Schleimhautschädigung und die aus der entzündlichen Reaktion resultierenden Veränderungen der Magenphysiologie beschrieben werden. Einzelne Aspekte dieses Vorganges tragen nach wie vor hypothetischen Charakter.

Übertragung

In welcher Form H. pylori außerhalb des menschlichen Organismus überlebt und wie der Keim primär übertragen wird, ist zur Zeit noch nicht geklärt. Ein oraler bzw. fäkal-oraler Modus der Übertragung ist wahrscheinlich. Epidemiologische Studien zur Prävalenz von H. pylori bei Kindern haben über die Möglichkeit der Verbreitung des Keims über das Trinkwasser berichtet (1,2).

Der fäkal-orale Übertragungsweg hat durch den Nachweis von H. pylori im Stuhl infizierter Patienten neu an Bedeutung gewonnen (3). Familienstudien deuten außerdem auf eine Übertragungsmöglichkeit zwischen den einzelnen Familienmitgliedern hin (4). Nach der Ösophaguspassage gelangt H. pylori zunächst in das saure Milieu des Magenlumens. Die ausgezeichnete Beweglichkeit durch die Begeißelung und der Besitz einer starken Ureaseaktivität gewährleistet das Überleben des Keims in der feindlichen Umgebung (5).

Assoziation mit der Mukosa

Die einzelnen Schritte, die zur Besiedelung der Magenschleimhaut durch H. pylori führen, sind nur teilweise belegt. Als Modell dienen dabei Mechanismen, die auch aus dem Studium anderer Bakterien, wie z. B. enteropathogener E.-coli-Stämme, bekannt sind (6).

Der Ablauf der Besiedelung durch H. pylori mag entsprechend in folgenden Etappen verlaufen:
1. Die chemotaktische Orientierung in Richtung Mukusgel.
2. Das Eindringen der Keime in den Mukus.
3. Die Adhärenz an die Rezeptoren des Mukus und der mukosaassoziierten Schichten.
4. Die Adhärenz an die Epithelzellen.
5. Die Vermehrung der mukosaassoziierten Keime.

Die reiche Ausstattung mit Urease erlaubt H. pylori, den im Magen reichlich vorhandenen Harnstoff zu Ammoniak abzubauen, wodurch ein für ihn günstiges alkalisches Mikromilieu geschaffen wird (7). Dies erlaubt dem Keim für kurze Zeit, im sauren Magensaft zu überleben. Durch das Eindringen von H. pylori in den Magenschleim mit dem darin enthaltenen Bikarbonat macht sich der Keim den zwischen dem extrem sauren Magenlumen (pH 1–2) und der Mukosaoberfläche (pH 6,6–7) gebildeten pH-Gradienten zunutze, um durch chemotaktische Orientierung an das Magenepithel selbst zu gelangen. Das Eindringen von H. pylori in den Mukus wird durch seine monopolar entspringenden Geißeln begünstigt (9–10).

■ Auf seinem Weg durch den Schleim orientiert sich H. pylori an verschiedenen Rezeptoren des Mukus, die z. T. aus Glycoproteinen und Glycolipiden bestehen. In verschiedenen Experimenten in vitro mit Glycolipiden, die sich untereinander durch ihre Zuckerseitenketten unterscheiden, wird eine spezifische Adhärenz von H. pylori beobachtet (8). Die Erkennung von Rezeptorstrukturen gestaltet sich variabel, d.h. unterschiedliche Stämme von H. pylori binden an unterschiedliche Zuckerseitenketten der Glycolipide (11, 12). Dies gilt auch für eine Reihe von artifiziellen Rezeptoren wie z. B. Laminin, Collagen und Vitronectin, an die H. pylori bindet (13 – 16).

Tab. 1 Schädigungspotential von Helicobacter pylori an der Mukosa.

Helicobacter-pylori-Mukosabarriere
* Proteasen: Mukusdegradation (20, 22) * Phospholipase: Abbau der hydrophoben Schicht (21) * Urease: Schädigung der Epithelzellen (31) * Zytotoxin: Vakuolisierung der Epithelzellen (32, 33, 36) * Adhärenz: Schädigung des Gewebes (28, 29, 34) * Entzündung: Infiltration des Gewebes mit PMN, Makrophagen, Lymphozyten (37 – 41) * Zytokine: PAF, TNF-alpha, Interleukine, Leukotriene (48 – 54)

■ Eine wichtige Klasse von bakteriellen Molekülen, die für die Adhärenz von H. pylori an den Schleim und an die Zellen von Bedeutung sind, stellen die Hämagglutinine dar (17 – 19). Hämagglutinine sind von H. pylori produzierte Liganden, die an Erythrozytenmembranen und Schleimbestandteile binden. Die Inhibition dieser Bindung an die Erythrozytenmembran durch Vorbehandlung der Erythrozyten mit Neuraminidase bestätigt den Mechanismus einer Adhärenz über Zuckerseitenketten.

Neben dieser durch Chemotaxis gesteuerten Migration durch den Schleim werden weitere (9) Faktoren von H. pylori gebildet, die die Kolonisation und Schädigung der Magenmukosa ermöglichen (Tab. 1). Zu diesen „Virulenzfaktoren" gehören Proteasen, Phospholipasen (A, C) und Phosphatasen (10, 20, 21).

Lange Zeit wurde angenommen, daß sich H. pylori mit Hilfe proteolytischer Enzyme zunächst den Weg durch den Mukus bahnt (22). Diese Hypothese kommt jedoch durch neuere Untersuchungen ins Wanken, die nachweisen, daß die proteolytische Aktivität von H. pylori keine nennenswerte Rolle spielt (23, 24). Als letzte Barriere vor den Epithelzellen der Magenmukosa stellt sich dem Keim eine „surfactantähnliche" hydrophobe Phospholipidschicht entgegen (25). Durch Phosphatasen und Phospholipasen erfolgt der Abbau dieser Schicht, wodurch dem Keim eine direkte Adhärenz an die Magenepithelzellen möglich wird. Dieser Vorgang scheint spezifisch zu sein, da die Adhärenz von H. pylori ausschließlich an die schleimsezernierenden Zellen des Magenoberflächenepithels erfolgt. So kommt es außerhalb des Magens nur dann zu einer Besiedlung mit H. pylori, wenn Zellen vom gastralen Typ vorhanden sind. ■

■ Die von H. pylori besiedelten Bereiche außerhalb des Magens finden sich vorwiegend im Duodenum, selten im Ösophagus oder in Meckelschen Divertikeln, ausschließlich in Bereichen gastraler Metaplasie (26 – 28).

Ultrastrukturelle Untersuchungen des Keims im Kontakt zu diesen Zellen zeigen eine enge Membran-an-Membran-Anlagerung (Abb. 1). Abhängig vom Stamm kommt es auch zur Ausbildung sogenannter „adhesion pedestals" an den Magenepithelzellen, was als Ausdruck erhöhter Pathogenität anzusehen ist. Untersuchungen mit humanen und bovinen mukusproduzierenden Magenepithelzellen zeigen, daß die Adhärenz von H. pylori durch einen nicht-neuraminidasesensitiven, spezifischen Liganden-Rezeptor-Mechanismus vermittelt wird, der auf einer Protein-Protein-Interaktion beruht (29, 30).

Zellschädigung

Im direkten Kontakt mit der Zelloberfläche findet H. pylori nicht nur optimale Wachstumsbedingungen (pH, Harnstoff), sondern entfaltet seine gewebsschädigende Wirkung. Für die Zellschädigung werden spezifische Zytotoxine, verschiedene Enzyme (Urease, Phospholipasen) sowie die entzündliche Reaktion selbst verantwortlich gemacht (31 – 33).

■ Der Abbau von Harnstoff zu Ammoniak und CO_2 durch die Urease führt konzentrationsabhängig zur intrazellulären Vakuolisierung der Magenepithelzellen (32). H. pylori besitzt auch Zytotoxine, die ureaseunabhängig sind. In-vitro-Untersuchungen zeigen, daß trotz Hemmung der Urease ein zytopathischer Effekt an verschiedenen Zellsystemen manifest wird (32, 33). Bei infizierten Patienten und bei gnotobiotischen Schweinen wurde der zytopathische Effekt auch in vivo nachgewiesen (34, 35). Das für die Zytotoxizität verantwortliche Protein hat ein Molekulargewicht von 87 kD und ist vermutlich eine Untereinheit des ebenfalls als Zytotoxin beschriebenen 120/130 kD-Proteins (36).

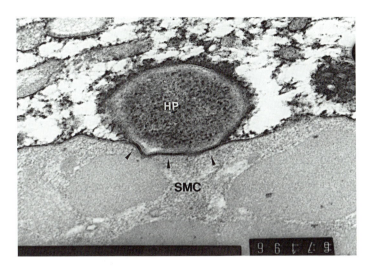

Abb. 1 Adhäsion von H.pylori an die Magenepithelzelle.

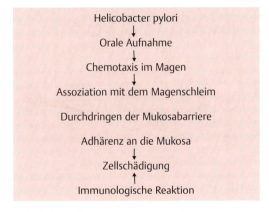

Abb. 2 Infektionsweg von Helicobacter pylori.

In künftigen Studien wird es von besonderem Interesse sein, den Nachweis von H.-pylori-Zytotoxinen in Abhängigkeit vom Schädigungsgrad der gastralen und duodenalen Mukosa zu führen. Phosphatasen und Phospholipasen führen zu toxischen Spaltprodukten (Lysolecithin) aus Phospholipidstrukturen der Mukosabarriere. Außerdem werden durch diese Enzyme Leukotriene (LTB_4, C_4, D_4, E_4) aus Arachidonsäure gebildet, die als Entzündungsmediatoren im Ablauf der chronischen aktiven Gastritis einen zentralen Stellenwert einnehmen (22, 37, 38).

H.-pylori-Oberflächenproteine und Urease werden in der Lamina propria von Patienten mit chronischer Gastritis gefunden. Eine Zellinvasivität von H. pylori ist nur vereinzelt beobachtet und scheint kein üblicher Vorgang in der Pathogenität von H. pylori zu sein. Eine zellschädigende Wirkung geht vor allem von Proteinen aus, die vom Keim abgegeben werden und von den Magenepithelzellen aufgenommen werden (30, 39, 40). Diese in der Lamina propria der Schleimhaut nachgewiesenen Oberflächenproteine aus der bakteriellen Zellwand haben außerdem eine chemotaktische Aktivität gegenüber humanen Leukozyten (s. a. Abb. **2**) (41). ∎

Entzündung und immunologische Reaktionen

Im Magenschleim und Magensaft von mit H. pylori infizierten Patienten finden sich Antikörper, vor allem IgA und IgG gegen H.-pylori-Antigene in hoher Konzentration, als Ausdruck einer ausgeprägten lokalen Immunantwort (42). Die Besetzung von H. pylori mit IgA-Antikörpern wird häufig gefunden und gilt als Opsonisierungseffekt (43). Neben der lokalen Antikörperbildung findet auch eine humorale Immunantwort statt. Trotz der ausgeprägten Bildung von Antikörpern in der Magenschleimhaut wird H. pylori nicht beseitigt und es kommt zu keiner Immunität. Die Folge dieser offensichtlich insuffizienten Immunantwort ist eine chronische Erkrankung. Die Besonderheit dieser chronischen, in ihrer Aktivität begrenzt gehaltenen Infektion findet im Begriff „slow bacterial infection" eine treffende Bezeichnung (44, 47).

Die chronische Infektion wird durch immunologische Mechanismen unterhalten, die zwar nicht in der Lage sind, den Keim zu vernichten, jedoch die Infektion unter Kontrolle halten. Der invasive Einstrom und die Aktivierung von polymorphkernigen Granulozyten erlaubt ebenfalls keine Elimination, sondern hat einen zusätzlichen schädigenden Effekt auf die Mukosa. Dieser schädigende Effekt der Granulozyten erfolgt durch Freisetzung von Sauerstoffradikalen und einer Reihe aggressiver Enzyme (z. B. Elastase, Lysozym) (Abb. **3**).

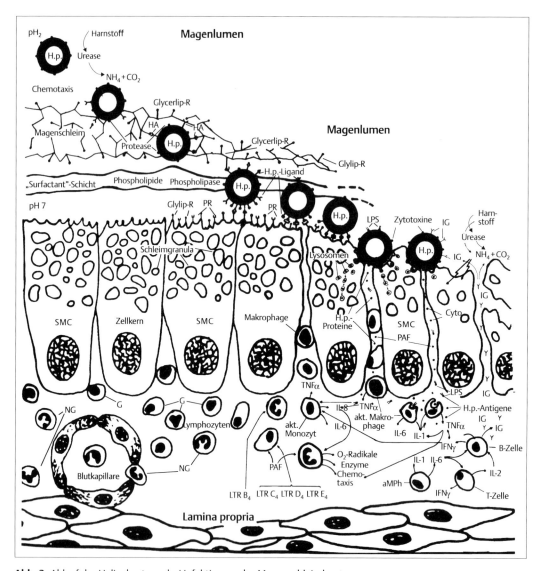

Abb. 3 Ablauf der Helicobacter-pylori-Infektion an der Magenschleimhaut.

G = Granulozyten
NG = Neutrophile Granulozyten
SMC = Surface mucus cell
PR = Proteinrezeptor
H. p. = Heliobacter pylori

LPS = Lipopolysaccharid
IG = Immunglobuline
PAF = Platelet activating factor
HA = Hämagglutinine
aMPh = aktivierter Makrophage

IFN = Interferon
IL = Interleukin
LTR = Leukotrien
TNF = Tumor necrosis factor

■ Die Akkumulation von stimulierten Makrophagen am Entzündungsort kann durch verschiedene sezernierte Zytokine, wie z. B. TNF-α (tumor necrosis factor), IL-1 (Interleukin 1) und IL-8 zum Unterhalt der Entzündung und zur Zerstörung der Mukosa wesentlich beitragen. Bei Patienten mit H.-pylori-Infektion ist die Sekretion von TNF-α, IL-1, IL-6 und IL-8 signifikant erhöht (48, 49).

Eine Schlüsselfunktion unter den entzündlichen Mediatoren fällt dem TNF-α zu. TNF-α wird unter physiologischen Bedingungen von Markophagen, T-Zellen und NK-Zellen nach Stimulation durch bakterielle Antigene, PAF (platelet activating factor) und andere Zytokine zusammen mit IL-1 und anderen Monokinen sezerniert (Abb. 3). TNF-alpha erhöht die Chemotaxis und Adhärenz neutrophiler Granulozyten. Neben der Stimulierung der Phagozytoseaktivität in Makrophagen und Neutrophilen hat TNF-α eine Vielzahl biologischer Aktivitäten. Weitere Mediatoren, die im Rahmen der H.-pylori-Infektion produziert werden, sind PAF und Leukotriene (50, 51, 52). Insbesondere PAF, der auch von H. pylori produziert wird, ist in vitro zytotoxisch für Mukosazellen (53).

PAF, ein potentes Chemotaxin für Neutrophile und Eosinophile, ist auch an der Regulation der Lymphozytenproliferation beteiligt und hat zudem eine TNF-α induzierende Wirkung (54). Die potente ulkusinduzierende Wirkung von PAF ist möglicherweise seiner Fähigkeit, die Adhärenz und Aktivierung von Neutrophilen zu fördern, zuzuschreiben (52). Leukotrien B ist ein potentes Chemotaxin für Neutrophile, die Leukotriene C_4, D_4 und E_4 wirken chemotaktisch auf Eosinophile (37, 38).

Leukotriene werden, induziert durch TNF-α als Aktivator des Arachidonsäurestoffwechsels, entweder von H. pylori selbst, oder von Zellen der Magenmukosa als Antwort auf bestimmte, von H. pylori sezernierte Faktoren produziert. Begrenzt wird das schädigende Potential dieser Entzündungsmediatoren zum einen durch modulierende Zytotoxine wie IL-4, zum anderen durch IgA-Antikörper gegen die verschiedenen proinflammatorischen Zytokine (49). ∎

Unterschiedliche Pathogenität

Das Spektrum der klinischen Manifestationen (Gastritis, Ulkus, Malignom), die mit der H.-pylori-Infektion verknüpft sind, wird von verschiedenen Faktoren mitbestimmt. Der Schädigungsgrad an der Magenmukosa und in den Arealen gastraler Metaplasie wird vor allem durch zwei Faktoren beeinflußt. Zum einen durch stammspezifische Unterschiede in der Virulenz von H.-pylori, zum anderen durch wirtsinhärente Faktoren (Tab. 2). Daneben spielt das Lebensalter zum Zeitpunkt der Infektion sowie umweltabhängige Faktoren für die Krankheitsausprägung eine Rolle.

Bislang liegen vereinzelte Untersuchungen vor, die aus Patienten mit Ulcus duodeni isolierten H.-pylori-Stämmen verstärkte Virulenzstigmata bescheinigen.

Einfluß von H. pylori auf gastroduodenale Funktionen

Aufgrund der bevorzugten und in der Regel verstärkt ausgeprägten Entzündung der Magenschleimhaut im Antrum kommt es zu einer gestörten Gastrinfreisetzung (55). Während beim Erwachsenen mit H.-pylori-Infektion die basale Gastrinkonzentration im Serum nur geringfügig erhöht ist, führt die Einnahme einer Testmahlzeit zu einer signifikant vermehrten Freisetzung von Gastrin (56, 57). Im Gegensatz dazu ist bei Kindern mit H.-pylori-Infektion sowohl das basale als auch das stimulierte Gastrin signifikant über der Norm erhöht (58). Immunhistochemische Untersuchungen bei Erwachsenen erbrachten den Befund einer gesteigerten Gastrinproduktion ohne Veränderung in der Anzahl der Gastrinzellen, beim Kind wird sogar eine Gastrinzellhyperplasie beschrieben (59). Nach erfolgter H.-pylori-Eradikation normalisiert sich die Gastrinfreisetzung (60, 61).

Tab. 2 Unterschiedliche H.-pylori-Pathogenität.

Stammspezifische Charakteristika von H.-pylori
- unterschiedliche Adhärenz
  (beeinflußt Schweregrad der Infektion)
- unterschiedliche Lipopolysaccharidstruktur
  (determiniert die Antigenität)
- Zytotoxinproduktion
  (konstant bei Ulcus duodeni)
- cagA-Gen-Expression
  (determiniert Expression der 120–140 kD-Proteine)
- unterschiedliche Aktivierung der Polymorphonukleären Granulozyten

Wirtsabhängige Faktoren
- Erblichkeit der Anfälligkeit für die H.-pylori-Infektion
  (Zwillingsstudien)
- Zugehörigkeit zu einer Rasse oder bestimmten ethnischen Gruppe
- genetisch bedingte Ausstattung der Parietalzellmasse mit unterschiedlicher Magensäuresekretion
- Ausprägung der gastralen Metaplasie im Duodenum

> Für die erhöhte Gastrinfreisetzung werden verschiedene Mechanismen diskutiert. Die lange Zeit gehegte Hypothese, daß es zur Hypergastrinämie durch erhöhte pH-Werte im Bereich des Oberflächenepithels (alkalisches Mikromilieu) kommt und dies auf vermehrte Ammoniumbildung infolge der Ureaseaktivität von H. pylori zurückgeführt werden kann, hat sich nicht bestätigt (61).
> Derzeit geht man von der Annahme aus, daß entzündliche Mediatoren (z.B. Interleukine und TNF-α) für die vermehrte Gastrinfreisetzung verantwortlich sind. Eine weitere Erklärung für die Hypergastrinämie könnte in der Abnahme der Somatostatinkonzentration im Magengewebe liegen (62). Für Somatostatin ist ein hemmender Effekt auf die Gastrinfreisetzung beschrieben.

Der Zusammenhang zwischen H.-pylori-Infektion und Säuresekretion ist weniger eng korreliert. In vitro wurde gezeigt, daß H. pylori Substanzen ausscheidet, die einen hemmenden Effekt auf die Säureproduktion der Parietalzelle haben (63). Über diesen Mechanismus kann möglicherweise die initiale H.-pylori-Kolonisierung der Antrumschleimhaut begünstigt werden. Beobachtungen am Menschen legen den Schluß nahe, daß die akute Infektion mit einer Abnahme der Säuresekretion bis hin zur Achlorhydrie einhergeht. Dieser Effekt ist mit Sicherheit reversibel, da im Rahmen der chronischen H.-pylori-Infektion keine wesentlich gestörte Säuresekretion gefunden wird.

Eine Ausnahme bildet die Gruppe von Patienten mit Ulcus duodeni, bei denen die Infektion im Magen meist auf das Antrum begrenzt ist und in bis zu 70 % der Fälle eine Hyperchlorhydrie nach Stimulation nachgewiesen werden kann. Eine Abnahme der Säuresekretion nach erfolgreicher H.-pylori-Eradikation bei Patienten mit Ulcus duodeni wurde bislang nur in einer Studie nachgewiesen. Möglicherweise bedarf die Parietalzelle nach Rückgang der Hypergastrinämie einer längeren Phase der Adaption, um ihre vermehrte Sekretionsbereitschaft zurückzubilden (64).

Ähnlich wie Gastrin ist auch das Serum-Pepsinogen-I, das in den Hauptzellen gebildet wird, im Rahmen der H.-pylori-Infektion erhöht und kehrt nach Eradikation der Infektion auf Normwerte zurück.

Die Prostaglandinsynthese (PGE_2) in der Magen- und Duodenalschleimhaut wird durch die H.-pylori-Infektion nicht wesentlich beeinflußt. Auch bei Patienten mit Ulcus duodeni und Ulcus ventriculi ist die Konzentration von Prostaglandin in der gastroduodenalen Schleimhaut nicht verändert (65). Die Magenmotorik ist bei der H.-pylori-Infektion weder in der Nüchternphase noch postprandial gestört. Untersuchungen zur Magenentleerung haben keine wesentlichen Störungen erkennen lassen. Die intestinale Transitzeit zeigte sich allerdings bei Patienten mit Oberbauchbeschwerden und H.-pylori-Infektion verlängert (66).

Stellenwert der Helicobacter-pylori-Infektion

Die Helicobacter-pylori-Infektion der Magenschleimhaut darf als sogenannte „slow bacterial infection" bezeichnet werden, wobei sich der Schaden an der Schleimhaut begrenzt hält. Die Ausprägung der entzündlichen Reaktion kommt in unterschiedlichen Schweregraden vor. Sie wird von einem komplexen Netz entzündlicher Mediatoren bestimmt, wobei die individuelle Immunitätslage des Wirts von Bedeutung ist.

> Für sich allein genommen führt die H.-pylori-Infektion weder zur Ulkuskrankheit noch zum Magenkarzinom. Für die Entstehung der Ulkuskrankheit ist die H.-pylori-Infektion jedoch als wesentlicher pathogener Faktor anerkannt.

Aufgrund der besonderen Virulenzeigenschaften sowie der begrenzten Effizienz der Immunantwort kann sich der Träger dieser Infektion ohne spezifische Therapie davon nicht befreien. Durch die H.-pylori-Infektion ändert sich die Magenphysiologie. Es kommt zu einer Veränderung der Gastrin-, Somatostatin- und Salzsäuresekretion bei chronischer Infektion. Der Ausbreitungsmodus der H.-pylori-Infektion entscheidet, ob es zu einer Hyperchlorhydrie kommt, wobei die antrumbetonte Infektion eher zu einer Hypersekretion, eine auf weite Teile der Korpusschleimhaut übergreifende Infektion jedoch eher zu einer verminderten Säuresekretion führt. Die Besiedlung durch H. pylori ist außerhalb des Magens nur in Bereichen mit gastraler Metaplasie beschrieben.

Literatur

[1] *Mitchell, J. D., H. M. Mitchell, V. Tobias:* Acute Helicobacter pylori in an infant, associated with gastric ulceration and serological evidence of intra-familial transmission. Amer. J. Gastroenterol. 87 (1992) 382–386

[2] *Klein, P. D., D. Y. Graham, A. Gillour, A. R. Opekun, E. O'Brian-Smith:* Water source as risk factor for Helicobacter pylori infection in Peruvian children. Lancet 337 (1991) 1503–1506

[3] *Thomas, J. E., G. R. Gibson, M. K. Darboe, A. Dale, L. T. Weaver:* Isolation of Helicobacter pylori from human faeces. Lancet 340 (1992) 1194–1195

[4] *Mitchell, H. M., Y. Y. Li, P. J. Hu, Q. Liu, M. Chen, G. G. Du, Z. J. Wang, A. Lee, S. L. Hazell:* Epidemiology of Helicobacter pylori in Southern-China: Identification of early childhood as the critical period for acquisition. J. infect. Dis. 166 (1992) 149–153

[5] *Hazell, S., A. Lee:* Campylobacter pyloridis, urease, hydrogen ion back diffusion and gastric ulcer. Lancet 2 (1986) 15–17

[6] *Freter, R.:* Mechanisms of association of bacteria with mucosal surface. In: Adhesion and microorganism pathogenicity. Pitman Medical Tunbridge Wells. CIBA Foundation symposium 80 (1981) 36–55

[7] *Marshall, B. J., L. J. Barret, C. Prakash, R. W. McCallum, R. L. Guerrant:* Urea protects Helicobacter pylori (Campylobacter pylori) from the bactericidal effect of acid. Gastroenterology 99 (1990) 697–702

8 *Tzouvelekis, L. S., A. F. Mentis, A. M. Makris, C.Spiliadis, C. Blackwell, D. M. Weir:* In vitro binding of Helicobacter pylori to human gastric mucin. Infect. Immun. 27 (1991) 4252–4254

9 *Geis, C., H. Leying, S. Suerbaum, U. Mai, W. Opferkuch:* Ultrastructure and chemical analysis of Campylobacter pylori flagella. Infect. Immun. 27 (1989) 436–441

10 *Bode, G., P. Malfertheiner, G. Lehnhardt, H. Ditschuneit:* Virulence factors of Helicobacter pylori – ultrastructural features. In: Helicobacter pylori, gastritis and peptic ulcer. *P. Malfertheiner, H. Ditschuneit* eds. Springer, Heidelberg 1990 (63–73)

11 *Lingwood, C. A., A. Pellizai, H. Law, P. Sherman, B. Drumm:* Gastric glycerolipid as a receptor for Campylobacter pylori. Lancet 2 (1989) 238–241

12 *Saitoh, T., H. Matomi, W. Zhay, K. Okuzumi, K. Sugano, M. Iwamori, Y. Nagai:* Identification of glycolipid receptors for Helicobacter pylori by TLC-im munostaining. FEBS 282 (1991) 385–387

13 *Valkonen, K. H., M. Ringner, A. Ljungh, T. Wadström:* High affinity binding of laminin by Helicobacter pylori: Evidence for a lectin-like interaktion. FEMS Immun. Med. Microb. 7 (1993) 29–38

14 *Ringner, M., M. Paulsson, T. Wadström:* Vitronectin binding by Helicobacter pylori. FEMS Microb. Immun. 105 (1992) 219–224

15 *Trust, T. J., P. Doig, L. Emödy, Z. Kienle, T. Wadström, P. O'Toole:* High affinity binding of the basement membrane proteins Collagen Type IV and Laminin to the gastric pathogen Helicobacter pylori. Infect. Immun. 59 (1991) 4398–4404

16 *Piotrowski, J., M. Morita, A. Slomiany, B. L. Slomiany:* Inhibition of gastric mucosal laminin receptor by Helicobacter pylori lipopolysaccharide: Effect of Ebrotidine. Biochem. Int. 27 (1992) 131–136

17 *Wadström, T., J. I. Guruge, S. Wei, P. Alejung, A. Ljungh:* Helicobacter pylori haemagglutinins – possible gut mucosa adhesins. In: Helicobacter pylori, gastritis and duodenal ulcer, *P. Malfertheiner, H. Ditschuneit* eds. Springer, Heidelberg 1990 (96–103)

18 *Robinson, J., C. S. Goodwin, M. Cooper, V. Burke, B. J. Mee:* Soluble and cell-associated haemagglutinins of Helicobacter pylori (Campylobacter pylori). J. med. Microbiol. 33 (1993) 277–284

19 *Evans, D. G., D. J. Evans, J. J. Moulds, D. Y. Graham:* N-acetyl-neuraminyllactose-binding fibrillar haemagglutinin of Campylobacter pylori: a putative colonization factor antigen. Infect. Immun. 56 (1988) 2896–2906

20 *Sidebotham, R. I., J. J. Batten, Q. N. Karim, J. Spencer, J. H. Baron:* Breakdown of gastric mucus in presence of Helicobacter pylori. J. clin. Pathol. 44 (1991) 52–57

21 *Raedsch, R., A. Stiehl, S. Pohl, J. Plachky:* Quantification of Phospholipase A$_2$-activity of Campylobacter pylori. Gastroenterology 96 (1989) 405

22 *Slomiany, B. L., H. Nishikawa, J. Piotrowski, K. Okazaki, A. Slomiany:* Lipolytic activity of Campylobacter pylori: Effect of sofalcone. Digestion 43 (1989) 33–40

23 *Baxter, A., C. J. Campbell, D. M. Cox, C. J. Grinham, J. E. Pedlebury:* Proteolytic activities of human Campylobacter pylori and Ferret gastric Campylobacter like organisms. Biochem. Biophys. Res. Comm. 163 (1989) 1–7

24 *Nilius, M., M. Pugliese, P. Malfertheiner:* Experiments to demonstrate H. pylori-protease-activity by electrophoretic methods. Irish J. Med. Sci. 161 Suppl. 10 (1992) 51–52

25 *Mauch, F., G. Bode, H. Ditschuneit, P. Malfertheiner:* Ultrastructural characterization of a phospholipid-rich zone in the human gastric epithelium. Gastroenterology 105 (1993) 1698–1704

26 *Carrick, J., A. Lee, S. Hazell, M. Ralstone, G. Dekalopoulos:* Campylobacter pylori, duodenal ulcer and gastric metaplasia: possible role of functional tissue in ulcerogenesis. Gut 30 (1989) 790–797

27 *DeCothi, G. A., K. M. Newbod, H. J. O'Connor:* Campylobacter like organisms and heterotopic gastric mucosa in Meckel's diverticula. J. clin. Pathol. 42 (1989) 132–134

28 *Dye, K. R., B. J. Marshall, H. D. Frierson, D. J. Pambianco, R. W. McCallum:* Campylobacter pylori colonizing heterotopic gastric tissue in the rectum. Amer. J. clin. Pathol. 93 (1990) 65–68

29 *Hessey, S. J., J. Spencer, J. I. Wyatt, G. Sobala, B. J. Rathbone, A. T. R. Axon, M. F. Dixon:* Bacterial adhesion an disease activity in Helicobacter associated chronic gastritis. Gut 31 (1990) 134–138

30 *Nilius, M., G. Bode, A. Stanescu, P. Malfertheiner:* Interaction between H. pylori and three different surface mucus cells. Europ. J. clin. Invest. (1994) in press

31 *Yu, J. K., S. Goodwin, M. Cooper, J. Robinson:* Intracellular vacuolization caused by the urease of Helicobacter pylori. J. infect. Dis. 161 (1990) 1302–1304

32 *Leunk, R. D., P. T. Johnson, B. C. David, W. G. Kraft, D. R. Morgan:* Cytotoxic activity in broth culture filtrates of Campylobacter pylori. J. med. Microbiol. 26 (1988) 414–417

33 *Figura, N., P. Guglielmetti, A. Rossolini, A. Barberi, G. Gusi, R. A. Musmanno* et al.: Cytotoxin production by Campylobacter pylori strains isolated from patients with peptic ulcers and from patients with chronic gastritis only. J. clin. Microbiol. 27 (1989) 225–226

34 *Eaton, K. A., D. R. Morgan, S. Krakowka:* Campylobacter virulence factors in gnotobiotic piglets. Intern. Immun. 57 (1989) 1119–1125

35 *Tricotted, V., P. Bruneval, O. Vire, J. P. Camilleri, R. Bloch, N. Bonte, J. Roge:* Campylobacter like organisms and surface epithelium abnormalities in active chronic gastritis in humans: an ultrastructural study. Ultrastruct. Path. 10 (1986) 113–122

36 *Cover, L., M. Y. Glaser:* Purification and characterization of the vacuolating toxin from Helicobacter pylori. J. Biol. Chem. 9 (1992) 135–138

37 *Ford-Hutchinson, A. W.:* Leukotriene B4 in inflammation. Crit. Rev. Immunol. 10 (1990) 1–22

38 *Chan, C. C., K. McKee, P. Tagari, P. Chee, A. W. Ford-Hutchinson:* Eosinophil-eicosanoid interactions: inhibition of eosinophil chemotaxis in vivo by a LTD4 receptor antagonist. Europ. J. Pharmacol. 191 (1990) 273–280

39 *Andersen, L. P., S. Holck:* Possible evidence of invasiveness of Helicobacter pylori. Europ. J. clin. Microbiol. infect. Dis. 9 (1990) 135–138

[40] Mai, U. E., G. I. Perez-Perez, J. B. Allen, S. M. Wahl, M. J. Blaser, P. D. Smith: Surface proteins from Helicobacter pylori exhibit chemotactic activity for human leucocytes and are present in gastric mucosa. J. Ecp. Med. 175 (1992) 517–525

[41] Nielsen, H., L. P. Anderson: Chemotactic activity of Helicobacter pylori sonicate for human polymorphonuclear leucocytes and nonocytes. Gut 33 (1992) 738–742

[42] Rathbone, V. J., J. I. Wyatt, B. W. Worsley et al.: Systemic and local antibody response to gastric Campylobacter pyloridis in non-ulcer dyspepsia. Gut 27 (1986) 642–647

[43] Wyatt, J. O., B. J. Rathbone, R. V. Heatley: Local immune response to gastric Campylobacter in non-ulcer dyspepsia. J. clin. Pathol. 39 (1986) 863–870

[44] Crabtree, J. E., J. D. Taylor, J. O. Wyatt, R. V. Heatly, T. M. Shallcroll, D. S. Tompkins et al.: Mucosal IgA recognition of Helicobacter pylori 120 kDa protein, peptic ulceration and gastric pathology. Lancet 338 (1991) 332–335

[45] McGovern, T. W., N. J. Talley, G. M. Kephart, H. A. Carpenter, G. J. Gleich: Eosinophil infiltration and degranulation in Helicobacter pylori-associated chronic gastritis. Dig. Dis. Sci. 36 (1991) 435–440

[46] Pruul, H., P. C. Lee, C. S. Goodwin et al.: Interaction of Campylobacter pyloridis with human immune defence mechanisms. J. med. Microbiol. 23 (1987) 233–238

[47] Tosi, M. F., S. J. Czinn: Opsonic activity of specific human antibodies against Helicobacter pylori. J. infect. Dis. 199, 162 (1990) 156–162

[48] Crabtree, J. E., T. M. Shallcross, R. V. Heatly, J. I. Wyatt: Mucosal tumour necrosis factor alpha and interleukin-6 in patients with Helicobacter pylori associated gastritis. Gut 32 (1991) 1473–1477

[49] Crabtree, J. E., P. Reichl, J. I. Wyatt, U. Stachl, J. J. D. Lindley: Gastric Interleukin-8 and IgA, IL-8 autoantibodies in Helicobacter pylori infection. Scand. J. Immunol. 37 (1993) 65–70

[50] Ackermann, Z., F. Karmeli, M. Ligumsky, D. Rachmilewitz: Enhanced gastric and duodenal platelet-activating factor and leukotriene generation in duodenal ulcer patients. Scand. J. Gastroenterol. 25 (1990) 925–934

[51] Karttunen, R.: Blood lymphocyte proliferation, cytokine secretion and appearance of T-cells with activation-surfacemarkers in cultures with Helicobacter pylori. Comparison of the responses of subjects with and without antibodies to H. pylori. Clin. exp. Immunol. 893 (1991) 396–400

[52] Wallace, J. L.: Possible mechanisms and mediators of gastric associated with Helicobacter pylori infection. Scand. J. Gastroenterol. 26, Suppl. 187 (1991) 65–70

[53] Denizot, Y., I. Sobhani, J. C. Rambaud, M. Lewin, Y. Thomas, J. Beneveniste: PAF-acether synthesis by Helicobacter pylori. Gut 31 (1990) 1242–1245

[54] Dulioust, A., E. Vivier, P. Salem, J. Veneniste, Y. Thomas: Immunoregulatory functions of PAF-acether. I. Effect of PAF-acether on CE 4 + cell-proliferation. J. Immunol. 140 (1988) 240–256

[55] Sipponen, P., K. Seppälä, M. Aarynen, T. Helske, P. Kettunen: Chronic gastritis and gastroduodenal ulcer: a case controll study of coexisting duodenal or gastric ulcer in patients with gastritis. Gut 20 (1989) 922–929

[56] Graham, D. Y., A. Opekun, G. M. Lew, D. Y. Ebans, D. D. Klein, E. G. Evans: Applation of exagrated meal stimulated gastrin release in duodenal ulcer patients after clearence of H. pylori infection. Amer. J. Gastroenterol. 85 (1990) 394–398

[57] Levi, S., K. Beardshall, G. Hadad, R. Playford, P. Okosh, J. Tall: Campylobacter pylori and duodenal ulcers: The gastric link. Lancet 1 (1989) 1167–1168

[58] Oderda, G., D. Vaira, C. Ainley et al.: Eigtheen month follow up of H. pylori positiv children treated with amoxicillin and tinidazole. Gut 33 (1992) 1328–1330

[59] McColl, K. E. L., G. M. Fullarton, R. S. Chittajallu et al.: Plasma gastrin, daytime intragastric pH, and nocturnal acid output before and at 1 and 7 month after eradication of Helicobacter pylori in duodenal ulcer subjects. Scand. J. Gastroenterol. 26 (1991) 339–346

[60] Levi, S., K. Beardshall, I. Swift et al.: Antral Helicobacter pylori hypergastrinaemia and duodenal ulcers: effect of eradicating the organism. Brit. Med. J. 299 (1989) 1504–1505

[61] El Nujumi, A. M., C. A. Dorrian, R. S. Chittajallu, C. D. Neithercut, K. E. L. McColl: Effect of inhibition of Helicobacter pylori urease activity by acetohydroxamic acid on serum gastrin in duodenal ulcer subjects. Gut 32 (1991) 866–870

[62] Kaneko, H., K. Nakada, T. Mitsuma, K. Uchida, F. Furusawa, Maida et al.: H. pylori infection induces adecrease in immunoreactive somatostatin concentration of human stomach. Dig. Dis. Sci. 87 (1992) 409–416

[63] Cave, D. R., M. Vargas: Effect of a Campylobacter pylori protein on acid secretion by parietal cells. Lancet (1989) 187–189

[64] Fullarton, G. M., R. S. Chittajallu, K. E. L. McColl: Effect of eradication of H. pylori on acid secretion in duodenal ulcer patients. Gut 32 (1991) A 584

[65] Cryer, B., T. Faust, M. M. Goldschiedt, J. S. Refepon, E. Lee, C. Feldman: Gastric and duodenal mucosal prostaglandin concentration in gastric or duodenal ulcer disease. Relationship with demographics, environmental and histological factors, including Helicobacter pylori. Amer. J. Gastroenterol. 12 (1992) 1747–1754

[66] Pieramico, O., H. Ditschuneit, P. Malfertheiner: Gastrointestinal motility in patients with non-ulcer-dyspepsia: A role for Helicobacter pylori infection? Amer. J. Gastroenterol. 88 (1993) 364–368

Pathologie der Helicobacter-pylori-Krankheiten

M. Stolte

Einleitung

Die Wiederentdeckung des Helicobacter pylori (68) – im folgenden H.p. abgekürzt – hat zu einer explosionsartigen Evolution unseres Wissens über die gastroduodenalen Erkrankungen geführt. Die vielen neuen Erkenntnisse haben Änderungen in der Klassifikation dieser Krankheiten und Änderungen in der Diagnostik und Therapie notwendig gemacht: Erstmals in der Geschichte der Medizin wurde eine ätiopathogenetische Klassifikation der Gastritiden möglich, erstmals auch eine erfolgreiche kausale Therapie der häufigsten Gastritis, der H.p.-Gastritis.

Erstmals in der Geschichte der Medizin läßt sich das sogenannte peptische Ulkusleiden, das sich als H.p.-Gastritis-Folgekrankheit herausgestellt hat, auf Dauer heilen. Am Horizont der zukünftigen Möglichkeiten steht die Prophylaxe der H.p.-Gastritis, die Prophylaxe des Ulkusleidens und auch die Prophylaxe der MALT-Lymphome des Magens sowie des größten Teils der Magenkarzinome. Auch die Regression von niedrig malignen MALT-Frühlymphomen ist möglich.

Die endoskopisch-bioptische histologische Diagnostik der Gastritiden und ihrer Folgekrankheiten ist deshalb so wichtig geworden wie nie zuvor! Mit der Diagnose des Pathologen werden wichtige Weichen für die weitere Diagnostik und Therapie gestellt.

Gastritisklassifikation und Graduierung

Historische Entwicklung

Vor der Wiederentdeckung des H.p. existierten weltweit mehrere Gastritisklassifikationen, die in Tab. 1 zusammengefaßt sind. Die meisten dieser älteren Klassifikationen gehen auf die Arbeiten von *Schindler* (47) zurück, der die akute und chronische Gastritis unterschied und die Begriffe „chronische Oberflächengastritis" und „chronische atrophische Gastritis" einführte. In Deutschland wurde überwiegend die Gastritis-Klassifikation von *Elster* (17) benutzt.

■ 1973 unterschieden *Strickland* und *MacKay* (53) zwei Hauptformen der Gastritiden: Typ A und Typ B. Die Typ-A-Gastritis ist in der Fundus- und Korpusschleimhaut lokalisiert und durch eine Atrophie des säureproduzierenden Drüsenkörpers gekennzeichnet. Der Schwerpunkt der Typ-B-Gastritis ist nach dieser Klassifikation das Antrum, Grad und Aktivität der Gastritis nehmen in oraler Richtung ab. Die A-Gastritis ist eine Autoimmunerkrankung mit Antikörper-Nachweis gegen Parietalzellen und/oder Antikörper-Nachweis gegen den Intrinsic-Faktor. Die Ursache der B-Gastritis blieb bis zur Wiederentdeckung des H.p. unklar.

Den ersten Versuch einer ätiopathogenetischen Klassifikation der Gastritiden machte vor der Entdeckung des H.p. *Correa* (6). Die A-Gastritis stufte er ebenfalls als Autoimmunerkrankung ein und meinte, daß die B-Gastritis auf eine gesteigerte Sekretion von Magensäure und Pepsin zurückgeführt werden müßte („hypersekretorische Gastritis"). Als neue ätiopathogenetische Gastritis führte *Correa* die „environmental chronic gastritis" ein. Die Prädilektionsstelle dieser Gastritis sei die Korpus-Antrum-Grenze. Morphologisch klassifizierte *Correa* diese Gastritis als „multifokale atrophische Gastritis". Zur Ätiopathogenese wurde eine salzreiche Ernährung angenommen.

Nach der Wiederentdeckung des H.p. und der Erkenntnis, daß dieser Keim die Hauptursache der B-Gastritis ist (34, 36, 54), wurde erstmals eine ätiopathogenetische Klassifikation der Gastritiden möglich. ■

„ABC" der Gastritiden

Die ersten Vorschläge für eine ätiopathogenetisch orientierte Gastritis-Klassifikation stammen von *Wyatt* und *Dixon* (73) und von der Arbeitsgemeinschaft für gastroenterologische Pathologie in der Deutschen Gesellschaft für Pathologie (25). Danach werden drei Hauptgruppen der Gastritiden unterschieden:

A-Gastritis = **A**utoimmungastritis,
B-Gastritis = **b**akteriell-infektiöse Gastritis und
C-Gastritis = **c**hemisch induzierte Gastritis.

Tab. 1 Die wichtigsten Schritte zur Klassifikation und Graduierung der Gastritis.

Jahr	Autoren	Einteilung	
1947	Schindler	– akute Gastritis – chronische Gastritis	 chron. Oberflächengastritis chron.-atroph. Gastritis
1968	Elster	Oberflächengastritis Oberflächengastritis m. beginn. Atrophie atrophische Gastritis	

1972	Whitehead	– Oberflächengastritis
		– atrophische Gastritis
		– akute Gastritis (akuter Mukosaschaden)
		chron. Oberflächengastritis
		   chronisch-ruhende Gastritis
		   chronisch-aktive Gastritis
		   atrophische Gastritis	

1973 1980	Strickland u. Mackay Correa	– Typ-A- Gastritis: – Typ-B-Gastritis: – A-Gastritis: – B-Gastritis:	Ätiologie: Autoimmunerkrankung Ätiologie: unklar, evtl. alimentär Autoimmunerkrankung hypersekretorische u. umweltbedingte Gastritis
1979/83	Warren u. Marshall	– Wiederentdeckung der Bakterien im Magen, mikro- biologische Anzüchtung	
1989	Goodwin et al.	– Umbenennung in „Helicobacter pylori"	
1988/89	Heilmann, Stolte et al., Wyatt u. Dixon	– A-Gastritis: Autoimmungastritis – B-Gastritis: bakteriell-infektiöse Gastritis – C-Gastritis: chemisch-induzierte Gastritis – sonstige Sonderformen von Gastritiden	
1990	Misiewicz et al. Price	„Sydney-System": Neue weltweite endoskopische und histologische Klassifikation der Gastritis mit Graduierungssystem, Berücksichtigung der Topo- graphie der Gastritis und – erstmals in der Geschichte der Medizin – ätiopathogenetischer Gastritisdiagnose	

Alle anderen seltenen Gastritiden werden unter „Sonderformen" zusammengefaßt.

Diese beiden Klassifikationsvorschläge waren die Basis für das Sydney-System (43).

„Sydney-System"

Die neue, auf dem Weltkongreß für Gastroenterologie in Sydney 1990 unter dem Namen „Sydney-System" vorgeschlagene Gastritis-Klassifikation setzt sich aus einem endoskopischen und einem histologischen Teil zusammen (siehe Abb. **1**).

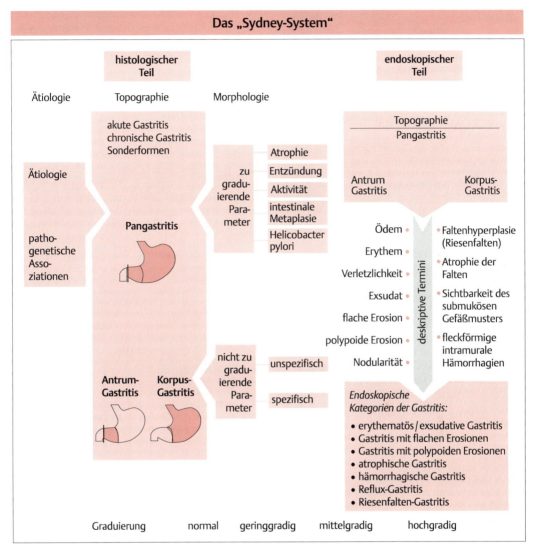

Abb. 1 Das „Sydney-System" zur endoskopischen und histologischen Klassifikation und Graduierung der Gastritiden.

> Die histologische Klassifikation ist eine Kombination von Ätiologie, Topographie und Morphologie der Gastritis. Die zu graduierenden morphologischen Parameter sind:
> 1. Die chronische Entzündung, also die Dichte der Infiltration der Tunica propria der Magenschleimhaut mit Lymphozyten und Plasmazellen,
> 2. die Aktivität der Entzündung, also die Dichte der Infiltration der Magenschleimhaut mit neutrophilen Granulozyten,
> 3. die Atrophie des Drüsenkörpers,
> 4. die intestinale Metaplasie und
> 5. die Dichte der H.p.-Besiedlung.
>
> Für diese morphologischen Parameter wurde eine Vierer-Graduierung vorgeschlagen: normal, geringgradig, mittelgradig und hochgradig.

Um die Gastritisklassifikation so einfach wie möglich zu machen, damit sie auch weltweit akzeptiert wird, wurden auf weitere morphologische Parameter wie Epitheldegeneration, Schleimdepletion, foveoläre Hyperplasie, Ödem, Erosionen, Hämorrhagien, Fibrosierungen, Lymphfollikel u. a. verzichtet. Dies heißt aber nicht, daß diese für die Beurteilung einer Gastritis teilweise sehr wichtigen Parameter aus jeder Gastritisdiagnose zu verbannen sind. Der Vorschlag der Väter des „Sydney-Systems" ist als minimaler Anforderungskatalog gedacht, weitergehende morphologische Charakterisierungen der Gastritis sind also durchaus möglich und erwünscht. Tab. 2 zeigt den im Sydney-System gemachten Vorschlag zur „schematischen" Gastritisdiagnostik.

Zu den nicht weiter zu graduierenden Gastritiden gehören auch die speziellen Formen wie die granulomatöse Gastritis, lymphozytäre Gastritis (23), eosinophile Gastritis oder die kollagene Gastritis (56). Das wichtigste Glied im histologischen Teil des „Sydney-Systems" ist die diagnostische Aussage zur Ätiologie der Gastritis.

Auch wenn die entsprechenden Abkürzungen aus dem deutschen Vorschlag der Gastritisklassifikation nicht in das Sydney-System übernommen worden sind, läßt sich dieses didaktisch einprägsame und sinnvolle „ABC" der Gastritis durchaus weiterhin verwenden und ist mit dem Sydney-System kompatibel.

Häufigkeit der Gastritiden

Die H.p.-induzierte Gastritis ist mit 80–90 % aller Gastritiden die häufigste Gastritis weltweit. An zweiter Stelle steht die C-Gastritis mit ca. 7–15 %. Relativ selten ist dagegen die Autoimmungastritis der Fundus- und Korpusschleimhaut mit 3–6 % (57). Mit Mischformen dieser 3 Haupttypen der Gastritiden ist in ca. 3 % zu rechnen. Alle anderen „Sonderformen" sind mit insgesamt 3–5 % sehr selten (Tab. 3).

Histologische Charakteristika der H.p.-Gastritis

Die chronische Besiedlung der Magenschleimhaut mit H.p. führt zu einer chronisch-aktiven Gastritis mit partiellem Ersatz des Oberflächenepithels durch Regeneratepithel, Schleimdepletion, Bildung von Lymphfollikeln und intestinalen Metaplasien. Die Unterschiede der entzündlichen Reaktion der Magenschleimhaut auf den H.p. sind im Einzelfall abhängig von der Pathogenität des Keims und der Resistenz des infizierten „Wirts".

> Die wichtigsten Faktoren, die die unterschiedliche Pathogenität verschiedener H.p.-Stämme bestimmen, sind die Motilität des Keims, die Hämagglutininproduktion, Adhärenzfaktoren, die Bildung von Proteasen mit partieller Zerstörung des schützenden Schleimfilms, die Abgabe von Zytotoxin mit Vakuolisierung des Oberflächenepithels bis hin zur Nekrose des Epithels, die Aktivität des H.p.-Enzyms Urease und die Menge des von der Urease produzierten Ammoniaks sowie die Bildung von Phospholipasen, Katalase, plättchenaggregierender Faktor und Acetaldehyd.

Der H.p. wirkt auf die Schleimhaut als Antigen und löst eine lokale Immunantwort aus, so kommt es zur chronischen aktiven Gastritis. Die Dichte der Kolonisation der Magenschleimhaut mit H.p. bestimmt den Grad und die Aktivität der Gastritis (54). „Grad" der Gastritis bedeutet Dichte der Infiltration der Tunica propria mit Lymphozyten und Plasmazellen, „Aktivität" ist das Maß für die Dichte der Infiltration der Schleimhaut mit neutrophilen Granulozyten.

Die histologische Routinediagnostik beginnt also nicht mit der Suche nach dem H.p., sondern orientiert sich zunächst am charakteristischen histologischen Muster, der Immunantwort auf den H.p., die Infiltration der oberen Tunica propria mit Lymphozyten, Plasmazellen (Abb. 2, Farbtafel I) und neutrophilen Granulozyten (Abb. 3, Farbtafel I). Wenn dann auch noch das normale foveoläre Epithel mehr oder weniger durch ein Regeneratepithel ersetzt ist und so eine Schleimproduk-

Tab. 2 Sydney-System Vorschlag zur „schematischen Gastritisdiagnostik".

	Gastritis	
Antrum	akut	Korpus
	chronisch	
	Sonderform	

	x xx xxx			x xx xxx
H. pylori	☐ ☐ ☐		H. pylori	☐ ☐ ☐
Chron. Gastritis			Chron. Gastritis	
Grad der Entzündung	☐ ☐ ☐		Grad der Entzündung	☐ ☐ ☐
Aktivität	☐ ☐ ☐		Aktivität	☐ ☐ ☐
Atrophie	☐ ☐ ☐		Atrophie	☐ ☐ ☐
Int. Metaplasie	☐ ☐ ☐		Int. Metaplasie	☐ ☐ ☐
Kommentar	_____		Kommentar	_____

Zusammenfassung _____

Tab. 3 Häufigkeit, Ätiopathogenese und mögliche Komplikationen der 3 wichtigsten Gastritiden.

Gastritistyp	Häufigkeit	Ätiopathogenese	Komplikationen
A-Gastritis	3–6 %	Autoimmunerkrankung mit Bildung von Parietalzellantikörpern (ca. 90 %) und/oder Autoantikörpern gegen den intrinsic factor (ca. 50 %)	– Vitamin-B_{12}-Mangelzustände (z. B. neurologische u. psychische Störungen) bis hin zur perniziösen Anämie – mögliche Karzinoidentwicklung – präkanzeröse Kondition
B-Gastritis	80–90 %	Weit überwiegend H.-pylori-Infektion; sehr selten H.-Heilmannii-Infektion (bis 0,3 %); extrem selten virale Gastritis (z. B. CMV) oder Gastritis durch invasive Bakterien	– Erosionen – Ulcus duodeni – Ulcus ventriculi – MALT-Lymphom – präkanzeröse Kondition
C-Gastritis	7–15 %	NSAR/ASS-Medikation Gallereflux	– Erosionen – intestinale Metaplasie – Ulcus ventriculi

tionsverminderung entsteht (Abb. 4, Farbtafel I), so ist die Suche nach dem H.p. im HE-Schnitt zumeist schnell erfolgreich. Nur bei unklaren Befunden sind Spezialfärbungen erforderlich. „Goldstandard" des histologischen Nachweises von Helicobacter pylori ist die Versilberung des Keims mit der Methode nach *Warthin-Starry* (Abb. 5, Farbtafel II). Eine routinemäßige Anwendung dieser Färbung ist aber aus Kostengründen abzulehnen und in der Diagnostik auch nicht erforderlich. Nur in wissenschaftlichen Studien und zur Kontrolle des Erfolgs einer Anti-H.p.-Therapie sind Spezialfärbungen primär indiziert.

Praxis der Graduierung der Gastritis

Bei der Graduierung der Gastritisparameter hat sich eine semiquantitative Beurteilung der 5 wichtigsten Gastritisparameter bewährt (Tab. 4). Um die manchmal – insbesondere nach Therapie – nur sehr spärlichen Veränderungen zu graduieren, haben wir die „minimale" Kategorie eingeführt. Im Sydney-System würde diese Kategorie zur Graduierung „geringgradig" gehören. Über das Sydney-System hinausgehend sollte in wissenschaftlichen Studien und zur Therapiebeurteilung auch eine Aussage über den Zustand der Oberflächenepithelien und der Schleimproduktion gemacht werden.

Zur Gastritisbeurteilung gehört auch die Diagnostik der intestinalen Metaplasien, der basalen lymphatischen Aggregate und der Lymphfollikel. Die Graduierung der Atrophie des Drüsenkörpers war in der europäischen Pathologengruppe, die das Sydney-System vorbereitet hat, sehr umstritten. Ob es die früher postulierte zwangsläufige Entwicklung von der Oberflächengastritis über die Gastritis mit beginnender Atrophie bis hin zur Gastritis mit völliger Atrophie des Drüsenkörpers tatsächlich regelmäßig im Rahmen der H.p.-Gastritisdynamik gibt, muß bezweifelt werden. Man sollte deshalb die Ausdehnung der reaktiven Entzündungsinfiltrate über den interfoveolären Raum hinaus in den Bereich des oberen Drüsenkörpers nicht mehr als „beginnende" Atrophie einstufen.

■ Während die A-Gastritis im Fundus und Korpus vielfach zur totalen flächenhaften Destruktion der Parietalzellen des Drüsenkörpers mit daraus resultierender Atrophie führt, ist ein derartiger diffuser Prozeß im Antrum nicht bekannt, auch nicht bei der H.p.-Gastritis. Durch den fokalen Ersatz der Schleimhaut durch intestinale Metaplasien oder durch basale lymphatische Aggregate und Lymphfollikelbildungen kann es allerdings zu herdförmigen Atrophien der schleimhautproduzierenden Antrumdrüsen kommen. Wenn man bei diesen Patienten aber multiple Stufenbiopsate entnimmt, wird klar, daß diese Atrophie eben nicht die gesamte Antrumschleimhaut erfaßt, sondern nur ein multifokaler atrophischer Prozeß ist. Im Gegensatz zu *Correa* meinen wir nicht, daß diese multifokale atrophische Gastritis eine Gastritis-Entität ist und daß der H.p. die Fähigkeit hat, Gastritiden unterschiedlicher Genese zu besiedeln. Die Basis für diese Form der Gastritis ist sicher die H.p.-Infektion.

Ob im Laufe der zeitlichen dynamischen Entwicklung die Unterschiede der H.p.-Gastritis von Patient zu Patient im Antrum und Korpus mit und ohne intestinale Metaplasie und mit und ohne fokale Atrophie noch andere Faktoren, wie z.B. die Ernährungsgewohnheiten oder die angeborenen Korpus-Antrum-Größenverhältnisse, eine Rolle spielen, müssen zukünftige Forschungen zeigen. Allerdings muß auch noch bewiesen werden, daß die „amerikanische" multifokale atrophische Gastritis, die in Europa so gut wie nicht diagnostiziert wird, tatsächlich eine H.p.-Gastritis ist. Dies sollte durch H.p.-Eradikation bei derartigen Patienten geschehen. ■

Gastritisunterschiede im Antrum und Korpus

Der Grad und die Aktivität der H.p.-induzierten Gastritis sind im Antrum in der Regel stärker ausgeprägt als im Korpus (1, 2, 58). Dies führen wir darauf zurück, daß in der Korpusregion die Dichte der H.p.-Kolonisation etwas geringer ausgeprägt ist als im Antrum. Die Hauptursache für die geringere entzündliche Reaktion im Korpus ist aber wahrscheinlich, daß das vom H.p. produzierte Ammoniak in der Korpusschleimhaut durch die hier sezernierte Salzsäure schneller abgepuffert wird, hier also nicht – wie im Antrum – als Gastritis-verstärkender Faktor wirken kann (30, 66).

■ Die Dichte der H.p.-Kolonisation bestimmt auch die Qualität des Oberflächenepithels. Das normale schleimproduzierende Epithel wird durch die H.p.-induzierten Zellschäden degenerativ verändert. Der Zellumsatz in der Regenerationszone – dem Drüsenhals – ist erhöht, so daß man charakteristischerweise bei der H.p.-Gastritis einen mehr oder weniger starken Ersatz des normalen foveolären Epithels durch Regeneratepithel findet, wodurch auch die Schleimhautproduktion eingeschränkt ist (5). ■

All diese histologisch erfaßbaren und graduierbaren morphologischen Parameter – die Dichte der Kolonisation mit H.p., der Grad der Gastritis, die Aktivität der Gastritis, der Grad des Ersatzes des foveolären Epithels durch Regeneratepithel und der Grad der Schleimdepletion – korrelieren statistisch hochsignifikant miteinander. Deshalb

Pathologie der Helicobacter-pylori-Krankheiten

Tab. 4 Vorschlag zur Graduierung der wichtigsten Gastritisparameter.

Graduierung	Helicobacter pylori Kolonisation	Grad der Gastritis	Aktivität der Gastritis	Grad des Ersatzes des foveolären Epithels durch Regeneratepithel	Grad der Schleimdepletion
1 = minimal	Nur minimal herdförmig nachweisbarer H.p.	Nur ganz vereinzelt verteilt liegende Lymphozyten u. Plasmazellen in der oberen Tunica propria	Ganz vereinzelt i. d. Tunica propria nachweisbare neutrophile Granulozyten	Minimaler Ersatz (< 10 %) des foveolären Epithels im unteren Drittel d. Grübchen	Minimale Reduktion der Schleimproduktion, begrenzt auf den Grübchengrund
2 = geringgradig	Wenige gleichmäßig verteilt liegende H.p.	Gleichmäßige lockere Infiltration d. oberen Tunica propria m. Lymphozyten u. Plasmazellen	Wenige neutrophile Granulozyten i. d. Tunica propria ohne Leukopedese im Bereich der Grübchen u. Leistenspitzen	Geringgradiger Ersatz des foveolären Epithels (ca. 10 – 30 %) im unteren Drittel der Grübchen	Reduktion der Schleimproduktion im unteren Drittel der Grübchen
3 = mittelmäßig	Mäßig dichte Besiedlung mit H.p.	Mäßig dichte Infiltration d. oberen Tunica propria mit Lymphozyten und Plasmazellen	Mäßig viele neutrophile Granulozyten in d. Tunica propria mit mäßiger Leukopedese i. Bereich d. Grübchen u. Leistenspitzen	Mittelgradiger Ersatz des foveolären Epithels im unteren u. mittleren Drittel der Grübchen (30 – 60 %)	Reduktion der Schleimproduktion im unteren und mittleren Drittel der Grübchen
4 = hochgradig	Sehr dichte Besiedlung mit H.p.	Sehr dichte lymphoplasmazelluläre Infiltration der Tunica propria	Reichlich neutrophile Granulozyten i. d. Tunica propria mit stark ausgeprägter Leukopedese u. Ausbildung v. Lymphozytenpfröpfen in den Grübchen	Nahezu völliger Ersatz des foveolären Epithels im unteren, mittleren u. oberen Drittel der Grübchen (mehr als 60 %)	Reduktion der Schleimproduktion in allen Abschnitten der Grübchen

lassen sich die Graduierungen dieser 5 wichtigsten Einzelparameter zu einem Summenscore der Gastritis zusammenfassen, was die histologische Beurteilung des Erfolgs einer Gastritistherapie erleichtert.

Sonderform der H.p.-Gastritis: Riesenfaltengastritis

Von der Regel, daß die H.p.-Gastritis im Antrum stärker und aktiver ist als im Korpus, gibt es eine seltene Ausnahme: die Riesenfaltengastritis im Korpus und Fundus. Bei wenigen Patienten kommt es aus noch ungeklärten Gründen zu einer besonders starken entzündlichen Reaktion auf den H.p. in der säureproduzierenden Schleimhaut mit Ausbildung von lokalen oder generalisierten Riesenfalten im Korpus und Fundus, was in seltenen Fällen sogar das Bild eines Morbus Ménétrier erzeugen kann (65). Nach Eradikation des H.p. verschwinden die Riesenfalten, und das histologische und endoskopische Bild normalisieren sich weitgehend (27).

Die H.p.-Eradikation bei endoskopischem Nachweis von Riesenfalten kann darüber hinaus in der Differentialdiagnostik zur Abklärung der Ursachen der Riesenfalten wertvoll sein. Wenn trotz erfolgreicher Eradikation des H.p. die Riesenfalten persistieren, kann die weitere Diagnostik z. B. ein diffus wachsendes Magenkarzinom oder ein Lymphom ergeben.

Helicobacter-Heilmannii-Gastritis

Auf der Suche nach dem gastritisverursachenden H.p. wurde ein weiterer seltener Gastritiserreger entdeckt, der zunächst „Gastrospirillum hominis" genannt worden ist (26, 35). Dieser Keim ist 2–3mal so lang wie der H.p. und korkenzieherartig gewunden. Er wird sehr wahrscheinlich von Haustieren übertragen (63). Durch bakteriologische Forschungen hat sich gezeigt, daß dieser Keim in die Helicobacter-Gruppe gehört. Da der 1990 verstorbene deutsche Pathologe *Konrad Heilmann* einer der Erstbeschreiber dieser Bakterien beim Menschen war, haben wir zusammen mit *A. Lee* vorgeschlagen, den Keim in Zukunft „Helicobacter Heilmannii" zu nennen.

Helicobacter Heilmannii ist fast ausschließlich im Antrum zu finden. Er besiedelt nicht – wie Helicobacter pylori – diffus gleichmäßig die Oberfläche der Magenschleimhaut, sondern ist zumeist herdförmig innerhalb der Grübchen nachzuweisen. Die durch ihn ausgelöste Gastritis ist im Vergleich zur H.p.- Gastritis geringgradiger und sehr viel weniger aktiv. Das Obeflächenepithel bleibt in aller Regel normal, so daß die Schleimproduktion nicht beeinträchtigt wird.

Die Helicobacter-Heilmannii-Gastritis betrifft überwiegend Männer (62). Eine Doppelinfektion mit H.p. ist nur sehr selten beschrieben worden, was dafür spricht, daß die Infektion mit Helicobacter Heilmannii vor dem Angehen der Infektion mit Helicobacter pylori schützen könnte. Bei der Helicobacter-Heilmannii-Gastritis finden sich fast nie Erosionen oder Ulzerationen.

Immer wenn man in der HE-Färbung im Antrum eine geringgradige, nicht aktive Oberflächengastritis mit normalem schleimproduzierenden foveolären Epithel sieht, sollte man grundsätzlich an die Möglichkeit der Helicobacter-heilmannii-Infektion denken und dann gezielt vor allem in der Tiefe der Grübchen nach fokalen Bakteriennestern suchen. Zumeist erkennt man schon in der HE-Färbung die klassische korkenzieherartige Struktur (Abb. **6**, Farbtafel **II**). Zur Bestätigung läßt sich dann noch eine Warthin-Starry-Färbung anschließen. Falls Zweifel in der Differentialdiagnose zwischen H. pylori und H. heilmannii bleiben sollten oder Verdacht auf eine sehr seltene Doppelbesiedlung besteht, läßt sich noch eine elektronenmikroskopische Untersuchung anschließen (Abb. **7**, Farbtafel **II**).

Änderung der Helicobacter-Gastritis durch Therapie

Die meisten der bisherigen Magentherapeutika – Antazida, Sucralfat, H_2-Rezeptorenblocker und Prostaglandin-Analoga – haben keinen Einfluß auf die bestehende Dichte der H.p.-Kolonisation im Antrum und Korpus. Die Therapie mit Antazida und H_2-Rezeptorblockern führt – genau wie die Vagotomie – zu einer Verstärkung der Gastritisparameter im Korpus. Wir führen dies darauf zurück, daß durch diese Therapie weniger Säure im Magenlumen vorhanden ist und die Kolonisation mit Helicobacter pylori in der Korpusschleimhaut dichter werden kann. Sehr wahrscheinlich wird durch die Säureverminderung auch weniger vom Ammoniak abgepuffert, was die Gastritis im Korpus verschlechtern kann.

■ Die Monotherapie mit Protonenpumpenblockern führt zu einer Suppression des H.p. Dies gilt überwiegend für das Antrum, wodurch es hier zur temporären Verbesserung der Gastritis unter der laufenden Therapie kommt. Im Korpus hat die Säureblockade aber wiederum den Effekt der Zunahme der Gastritis-Parameter.

Die Monotherapie mit Wismutsalzen führt zur Suppression des H.p. Diese Suppression ist im Antrum stärker und häufiger als im Korpus und Fundus. Je nach Ausmaß der Suppression bis hin zur Elimination (= Keimfreiheit am Ende der Therapie) des H.p. kommt es zur temporären Besserung der Gastritisparameter im Antrum und Korpus. Eine Keimeradikation ist mit der Wismutmonotherapie nur in seltenen Ausnahmefällen zu erreichen, so daß nach Absetzen der Therapie der Keim nachwächst und die Ausgangsparameter der Gastritis im Antrum und Korpus schnell wieder erreicht werden. ∎

> Eine Eradikation des H.p. ist definitionsgemäß dann erreicht, wenn frühestens 4 Wochen nach Therapieende kein H.p. mehr nachzuweisen ist. Die derzeit beste Methode zur Kontrolle der Eradikation ist die histologische Untersuchung. Bei Untersuchung von je 2 Biopsiepartikeln aus Antrum und Korpus und Anwendung der Silberfärbung ist die Qualität der histologischen Aussage dem 13C-Atemtest ebenbürtig. Nach erfolgreicher Eradikation des H.p. mit der Tripel-Therapie oder der Omeprazol-modifizierten Antibiose verschwinden die neutrophilen Granulozyten völlig, die foveolären Epithelien und deren Schleimprodukte normalisieren sich und die Zahl der Lymphozyten und Plasmazellen nimmt ab. Ein totales Verschwinden auch der Lymphozyten und Plasmazellen, wie es in der Literatur mehrfach angegeben worden ist (44, 45, 67), haben wir bisher nach 2–3jähriger Nachbeobachtung nicht nachweisen können.
> Auch die lymphatischen Aggregate und Lymphfollikel bilden sich langsam zurück, was sich bei der Differentialdiagnostik der MALT-Lymphome bewährt hat. Eine Rückbildung der intestinalen Metaplasien und der möglichen fokalen Atrophie der Drüsen ist bisher nicht beschrieben worden.

Helicobacter-Gastritis-Folgekrankheiten

Vom MALT-Organ zum MALT-Lymphom

In der normalen Magenschleimhaut und bei der C-Gastritis sind nur ausnahmsweise Lymphfollikel nachzuweisen. Schon früh im Rahmen der H.p.-Forschung hat sich herausgestellt, daß die chronischen H.p.-Infektionen nicht nur zu einer generalisierten Immunantwort mit Bildung von Antikörpern im Serum führt (28), sondern auch den Magen zu einem MALT-Organ macht. „MALT" ist eine Abkürzung aus den Begriffen: **m**ucosa **a**ssociated **l**ymphoid **t**issue. An der Basis der Magenschleimhaut entstehen lymphozytäre Aggregate und Lymphfollikel (24, 55, 72), die für den „Nachschub" von Lymphozyten und Plasmazellen im Entzündungsinfiltrat an der Oberfläche der Tunica propria sorgen (Abb. **8**, Farbtafel **III**).

Die Häufigkeit des Nachweises von Lymphfollikeln im Antrum und Korpus steigt mit zunehmendem Grad der H.p.-Gastritis an. Der Nachweis der lymphatischen Aggregate und Lymphfollikel ist bei der H.p.-Gastritis ohne Läsionen und mit verschiedenen Läsionen unterschiedlich (Tab. **5**). Vergleicht man die Häufigkeit des Nachweises im Zangenbiopsiematerial im Antrum und Korpus, so zeigt sich, daß das erworbene MALT-System im Antrum mit 53,8 % statistisch signifikant häufiger als im Korpus mit 14,9 % nachzuweisen ist (16).

Die unterschiedliche Häufigkeit des vom H.p. induzierten lymphatischen Gewebes im Antrum und Korpus geht parallel mit der Lokalisationsverteilung der extranodalen Lymphome des Magens, die ebenfalls bevorzugt im Antrum vorkommen (59). Da der H.p. den Magen zum MALT-Organ macht, ist es logisch, daß die H.p.-Gastritis die notwendige Grundbedingung für die Entstehung der MALT-Lymphome des Magens ist (69). Es ist allerdings noch völlig unklar, welche zusätzlichen Faktoren dazu führen können, daß sich aus den parafollikulären zentrozytoiden Zellen ein malignes Lymphom entwickeln kann.

Die Erkenntnis, daß die H.p.-Infektion der Magenschleimhaut zu lymphatischen Aggregaten und Lymphfollikeln führt und diese die Basis für ein MALT-Lymphom sein können, führte zu der Empfehlung, die H.p.-Eradikationstherapie zur bioptischen Differentialdiagnostik der Magenlymphome einzusetzen (64). Bei der sehr stark ausgeprägten Ausbildung von lymphatischen Aggregaten bestehen nicht selten Schwierigkeiten in der Differentialdiagnostik am Zangenbiopsiematerial zwischen einem MALT-Lymphom und einer

Tab. 5 Häufigkeit des Nachweises von Lymphfollikeln und lymphatischen Aggregaten im Zangenbiopsiematerial aus Antrum und Korpus bei H.p.-Gastritis mit und ohne Folgekrankheiten.

	Lymphfollikel	
	Antrum	Korpus
H.p.-Gastritis ohne Läsionen	57,7 %	17,2 %
Chronische Erosionen im Antrum	34,8 %	18,8 %
Ulcus ventriculi	48,1 %	27,7 %
Ulcus duodeni	62,5 %	9,1 %
MALT-Lymphom	82,6 %	85,1 %

reaktiven lymphatischen Hyperplasie. Diese Schwierigkeiten werden noch dadurch verstärkt, daß die zur MALT-Lymphom-Diagnostik unerläßlichen „lymphoepithelialen Läsionen" (59) nicht exakt genug definiert sind. Bei Durchmischung von Lymphozyten und Drüsenepithelien sollte man noch kein Lymphom diagnostizieren. Für die Diagnostik ist eine fokale Destruktion (Abb. 9, Farbtafel III) von Drüsen durch zentrozytoide lymphatische Tumorzellen erforderlich. Wir haben deshalb vorgeschlagen, statt des Begriffes „lymphoepitheliale *Läsion*" besser den Terminus „lymphoepitheliale *Destruktion*" zu benutzen.

Die H.p.-Eradikationstherapie hat sich in diesen Grenzfällen sehr bewährt. Überraschenderweise haben wir im Jahr 1992 dann aber auch die ersten Fälle von histologischen, zweifelsfrei nachgewiesenen niedrig malignen MALT-Lymphomen gesehen, bei denen es zu einer Regression des Lymphoms nach H.p.-Eradikation gekommen ist. Diese Beobachtung an 6 Fällen ist mittlerweile durch die Arbeitsgruppe von P. Isaacson (70) bestätigt worden. Diese Gruppe konnte außerdem zeigen, daß die Proliferation der niedrig malignen MALT-Lymphome von der Existenz des H.p. abhängig ist und diese Proliferation ein T- Zell-vermittelter Prozeß ist (29).

Helicobacter pylori: von der intestinalen Metaplasie zum Karzinom

Schon früher war bekannt, daß es im Rahmen der normalen Regeneration der Magenschleimhaut zum herdförmigen Ersatz dieser Schleimhaut durch eine intestinale Metaplasie kommen kann. Diese intestinale Metaplasie ist in 3 Typen eingeteilt worden:
– die inkomplette intestinale Metaplasie mit Ersatz einzelner foveolärer Epithelien durch Becherzellen,
– die komplette intestinale Metaplasie mit Ersatz der Magenoberflächenepithelien durch Enterozyten und Becherzellen und mit Ausbildung von Zotten oder Krypten (Abb. 10, Farbtafel III) und
– die enterokolische Metaplasie, mit Ersatz der foveolären Epithelien durch Becherzellen vom Typ der Dickdarmschleimhaut mit entsprechender Schleimproduktion.

Zur Differenzierung dieser verschiedenen Typen der intestinalen Metaplasien sind vielfach aufwendige muzinhistochemische Verfahren notwendig. Auf eine derartige Differenzierung wurde deshalb im Sydney-System verzichtet.

Diese Metaplasien sind gehäuft nach Erosionen und Ulzerationen nachzuweisen und deshalb häufiger im Antrum als im Korpus zu finden. Sie sind auch häufiges Teilsubstrat der Autoimmungastritis der Fundus- und Korpusschleimhaut, was schon zeigt, daß auch kleinere Epitheldefekte wie bei der autoaggressiven Entzündung zu einer derartigen Umschaltung der Regeneration führen können.

Die Regenerationszone der Magenschleimhaut ist die Basis der Foveolae, die Drüsenhalsregion. Gerade hier finden sich bei der H.p.-Gastritis die dichtesten Granulozyteninfiltrate, die das Epithel durchwandern und freie Radikale, Proteasen sowie Lipidmediatoren freisetzen. Hinzu kommt die luminale Schädigung des Epithels durch die vom H.p. abgegebenen zellschädigenden Substanzen. Dies kann zu winzigen Epitheldefekten führen, die *Konjetzny* (32) „glanduläre Mikroerosionen" genannt hat.

Aufgrund dieser früheren Erkenntnisse war logisch abzuleiten, daß die intestinalen Metaplasien nicht nur nach größeren Erosionen und Ulzerationen, sondern auch als Folge des aktiven Entzündungsprozesses bei der H.p.-Gastritis vermehrt auftreten (10, 11, 24).

Je stärker der Grad und die Aktivität der Gastritis, desto häufiger sind glanduläre Mikroerosionen und desto heftiger die regeneratorische Aktivität, so daß häufiger intestinale Metaplasien resultieren. Deshalb sind die intestinalen Metaplasien auch häufiger im Antrum als im Korpus nachzuweisen. Bei Patienten mit pathologischem Gallereflux sind die intestinalen Metaplasien im Antrum häufiger als ohne Reflux (11).

Die Häufigkeit des Nachweises der intestinalen Metaplasie im Antrum steigt auch mit zunehmendem Lebensalter der Patienten, also mit dem Alter der Gastritis, an. Die intestinalen Metaplasien sind bei der H.p.-Gastritis ohne und mit verschie-

Tab. 6 Häufigkeit des Nachweises einer intestinalen Metaplasie im Zangenbiopsiematerial aus Antrum und Korpus bei H.-pylori-Gastritis mit und ohne Folgekrankheiten.

	Intestinale Metaplasie	
	Antrum	Korpus
H.p.-Gastritis ohne Läsionen	26,6 %	4,1 %
Chronische Erosionen im Antrum	9,4 %	3,1 %
Ulcus ventriculi	47,4 %	6,2 %
Ulcus ad pylorum	32,7 %	0 %
Ulcus duodeni	16,4 %	0,9 %

denen Läsionen im Antrum und Korpus unterschiedlich häufig (Tab. 6). Der seltene Nachweis der intestinalen Metaplasie bei Patienten mit Ulcus duodeni könnte vielleicht erklären, warum diese Patienten nur außerordentlich selten ein Magenkarzinom entwickeln.

H.p.-Gastritis: präkanzeröse Kondition

Aus der älteren Literatur vor Wiederentdeckung des H.p. war schon bekannt, daß die intestinale Metaplasie auch ein wichtiges Zwischenglied in der Karzinogenese im Magen sein kann (7). In mehreren Studien ist schon Ende der 80er Jahre eine geographische und soziologische Parallelität zwischen der Häufigkeit der H.p.-Gastritis und der Häufigkeit der Magenkarzinome gezeigt worden. In den Ländern mit hoher und früher Durchseuchung mit H.p. – oft schon im Kindesalter – sind Magenkarzinome häufiger als in den Ländern mit geringer H.p.-Durchseuchung (21). Die H.p.-Gastritis kommt in niedrigen soziologischen Schichten häufiger vor als in höheren Schichten (8). Diese Häufigkeitsverteilung geht parallel mit der Häufigkeitsverteilung der Magenkarzinome in den unterschiedlichen sozialen Schichten.

So läßt sich sehr wahrscheinlich auch erklären, warum Magenkarzinome vielfach familiär gehäuft auftreten, denn bei der H.p.-Infektion eines Familienmitglieds ist oft auch die gesamte Familie mit H.p. durchseucht. Weitere Indizien für den Zusammenhang zwischen der H.p.-Gastritis und den Magenkarzinomen waren Arbeiten, in denen gezeigt wurde, daß Magenkarzinome überzufällig häufig mit der H.p.-Gastritis assoziiert vorkommen (22).

> Der wohl endgültige Beweis für die Bedeutung der H.p.-Gastritis als präkanzeröse Kondition ergab sich aus 3 epidemiologischen Studien im Jahr 1991 (19, 38, 42). In diesen Studien zeigt sich ein statistisch signifikanter Zusammenhang zwischen der Häufigkeit der H.p.-Durchseuchung und der Magenkarzinome. Der relative Risikofaktor für die Entstehung eines Magenkarzinoms auf dem Boden einer H.p.-Gastritis lag in diesen Studien zwischen 2,8 und 6,0. Eine weitere 1993 publizierte Studie zeigte eine geographische Parallelität zwischen der H.p.-Durchseuchung der Bevölkerung und der Magenkarzinom-Inzidenz in verschiedenen europäischen und außereuropäischen Städten (20).

Damit besteht kein Zweifel mehr daran, daß die H.p.-Gastritis den Boden für die Promotion der Karzinogenese vorbereiten kann (Abb. 11). Derartige Promotoren sind (40) die Zytokin-Expression, das Freisetzen freier Radikale aus den Granulozyten und die starke Reduktion der Ascorbinsäure-Sekretion bei der H.p.-Gastritis (40, 51).

Bevor diese Promotoren der Karzinogenese wirksam werden können, muß allerdings viel Zeit vergehen, in der es zu intestinalen Metaplasien und fokalen atrophischen Arealen kommt (7, 61, 63). Dennoch sind Zweifel am Zusammenhang der H.p.-Gastritis und dem Magenkarzinom angebracht, denn während die H.p.-Gastritis häufig ist, nimmt die Häufigkeit der Magenkarzinome in den industrialisierten Ländern immer weiter ab. Dies zeigt, wie wichtig im Rahmen der Kanzerogenese im Magen auch exogene Faktoren sind.

Die Erklärung dafür, daß die Magenkarzinome in den industrialisierten Ländern in den letzten 10–20 Jahren rückläufig sind, ergibt sich aus der radikalen Änderung der Ernährungsgewohnheiten. Die Ernährung mit geräucherten und gepökelten Speisen ist zurückgedrängt worden durch eine Anti-Krebsernährung mit Zufuhr von reichlich Obst und Gemüse (also Vitamin C).

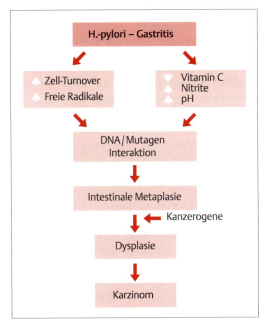

Abb. 11 Vorstellung zur Karzinogenese auf dem Boden einer Helicobacter-pylori-Gastritis (nach 74).

> Festzuhalten bleibt: Die H.p.-Gastritis ist eine wichtige Grundbedingung für die mögliche Entstehung von Magenkarzinomen. Durch Prophylaxe und Therapie der H.p.-Gastritis ist sehr wahrscheinlich eine primäre Prävention des größten Teils der Magenkarzinome möglich geworden. Der Beweis für diese Hypothese wird allerdings erst durch entsprechende langfristige Interventionsstudien möglich sein.
> Der jetzige Erkenntnisstand erlaubt allerdings schon 2 Empfehlungen für die Indikation zur H.p.-Eradikationstherapie für Krebsvorsorge:
> 1. Junge Patienten mit H.p.-Gastritis und familiärer Magenkarzinom-Belastung und
> 2. Patienten nach aboraler Magenresektion wegen Karzinom und H.p.-Gastritis im Restmagen.

Helicobacter-pylori-Gastritis und peptische Läsionen

Helicobacter induziert chronische Erosionen

Die von *Konjetzny* sogenannte „glanduläre Mikroerosion" (32) ist typisch für die H.p.-Gastritis. Diese mikroskopisch kleinen erosiven Defekte an der Kuppe der Leistenspitzen und im Grübchengrund sind Teilsubstrat einer sehr aktiven H.p.-Gastritis mit reichlich neutrophilen Granulozyten in der Tunica propria und zwischen den Deckepithelien. Diese Mikroerosionen können „Initialzünder" für größere erosive Defekte sein, die dann auch endoskopisch als Erosionen zu erkennen sind.

Wir haben gezeigt, daß vor allem die „chronischen" Erosionen der Antrumschleimhaut mit polypoidem Randwall (Abb. **12**, Farbtafel **IV**) Folge der H.p.-Gastritis sind (14). Bei diesen Patienten findet man eine H.p.-Gastritis, die statistisch signifikant stärker ausgeprägt und aktiver ist als eine H.p.-Gastritis ohne Erosionen.

Aus unseren Untersuchungen ließ sich auch ableiten, daß in Zukunft durch die genaue histologische Beurteilung der Art der Nekrosen und der Reaktion der Schleimhaut im Rand von Läsionen eine differentialdiagnostische Abgrenzung der NSAR/ASS-induzierten Erosionen und Ulzerationen von den H.p.-Gastritis-induzierten Läsionen möglich sein wird. Die NSAR/ASS-induzierte Nekrose ist homogen-eosinophil, geht fugenlos in die angrenzende Tunica propria über, enthält spärliche Zelltrümmer und Granulozyten und ist nicht von einer ischämischen Nekrose (Abb. **13**, Farbtafel **IV**) zu unterscheiden. Die Nekrosen bei der H.p.-induzierten Gastritis mit Erosion und Ulzeration sind dagegen locker strukturiert, dem Defekt aufgelagert und enthalten reichlich Zelltrümmer und Granulozyten.

Ulkusleiden = Helicobacter-Folgeleiden

Schon *Konjetzny* war besonders fasziniert von den Bakterien auf der Magenschleimhaut (32), die seit 1893 (3) mehrfach beschrieben worden sind. *Konjetzny* meinte einerseits, daß diese Bakterien sehr wahrscheinlich mit der Nahrung aufgenommene und noch nicht verdaute Bakterienleichen seien. Andererseits spekulierte er aber auch, ob diese Bakterien im Magen möglicherweise eine größere Bedeutung hätten und evtl. bei der Entstehung von Defekten eine Rolle spielen könnten.

Heute wissen wir: *Georg Konjetzny* hatte recht. Die wichtigste Bedingung für die Entstehung eines Ulkus im Bulbus duodeni und im Magen ist die Gastritis (32).

Etwa 95 % aller Ulcera duodeni sind Folgeleiden der H.p.-Gastritis. Die Pathogenese des Ulcus duodeni (Abb. **14**) beginnt allerdings nach wie vor mit einem relativen, zumeist nur temporären Überschuß von Magensäure im Bulbus duodeni mit dadurch bewirkten oberflächlichen Erosionen der Duodenalschleimhaut. Diese Erosionen werden im Rahmen der Regeneration durch Oberflächenepithel der Magenschleimhaut ersetzt. Dies ist eine sinnvolle Reaktion, denn das schleimproduzierende Magenepithel ist gegen die Säureeinwirkung viel besser geschützt als das Oberflächenepithel der Bulbusschleimhaut. Diese „inkomplette gastrale Metaplasie" (Abb. **15**, Farbtafel **IV**) kann dann aber mit dem H.p. besiedelt werden (4, 71, 74). Dadurch entsteht an dieser Stelle eine aktive Entzündung, die H.p.-Bulbitis. Diese H.p.-Bulbitis ist die häufigste Grundbedingung für die mögliche Entstehung eines Ulkus im Bulbus duodeni.

Im Biopsiematerial aus dem Rand von Ulzerationen im Bulbus duodeni und aus der Regenerationsschleimhaut nach Ulkusabheilung findet man deshalb regelmäßig inkomplette gastrale Metaplasien mit aktiver H.p.-Bulbitis.

Nicht jeder Patient mit H.p.-Gastritis hat mit der Entwicklung eines Ulcus-duodeni-Leidens zu rechnen. Damit es bis zu einem Ulcus duodeni kommt, ist noch eine Reihe von anderen Faktoren notwendig, die in Abb. **14** zusammengefaßt sind.

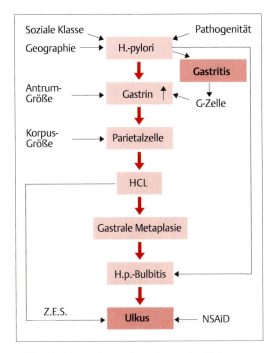

Abb. 14 Schematische Darstellung der Pathogenese des Ulcus duodeni (aus 107).

> Der indirekte Beweis für die Richtigkeit des pathogenetischen Modells des Ulcus duodeni als H.p.-Gastritis-Folgeleiden ergibt sich aus dem Erfolg der Eradikationstherapie des H.p.-Rezidive eines Ulcus duodeni treten nur bei Reinfektionen mit H.p. auf, die absolut notwendige Grundbedingung für die Entstehung eines Ulcus-duodeni-Leidens ist also die H.p.-Gastritis. All die anderen in Abb. 14 dargestellten Faktoren sind demgegenüber nicht kausale modulierende Faktoren.
> Der alte Lehrsatz: „Einmal ein Ulkus, immer ein Ulkus!" muß also revidiert werden. Die H.p.-Eradikation heilt die Ulkuskrankheit auf Dauer. Ein chronisches Leiden weniger! Die Ulkuskrankheit ist also im weitesten Sinne eine Infektionskrankheit, die – erstmals in der Medizin – heilbar geworden ist.

Helicobacter pylori und Ulcus ventriculi

Auf den ersten Blick ist der Zusammenhang zwischen dem Ulcus ventriculi und der H.p.-Gastritis nicht so zwingend wie beim Ulcus duodeni. Bei der Auswertung aller endoskopisch angegebenen Magengeschwüre ergibt sich in „nur" 75 % unseres Materials eine H.p.-Gastritis als Grundleiden. Analysiert man aber nur die Magenulkus-Patienten, bei denen eine NSAR/ASS-Einnahme sicher auszuschließen ist, so besteht auch beim Ulcus ventriculi eine Assoziation mit der H.p.-Gastritis von 93–95 % der Fälle. Außerdem kann man auch hier den indirekten Beweis der dauerhaften Ulkusheilung ohne Rezidive nach erfolgreicher Eradikation des H.p. anführen.

Nicht jede H.p.-Gastritis wird zum Ulkusleiden. Nur etwa 20–30 % der Patienten mit H.p.-Gastritis entwickeln in der Folgezeit ein Ulkusleiden (48, 49). Dies liegt z. T. daran, daß die Pathogenität des H.p. sehr unterschiedlich sein kann.

Skeptisch kann man natürlich gegen den Zusammenhang zwischen H.p.-Gastritis und Ulcus ventriculi anführen, daß die H.p.-Gastritis ein diffuser, überall im Magen vorkommender Prozeß ist, während das Ulcus ventriculi Prädilektionsstellen hat.

Zunächst muß man sich klar machen, daß das Ulcus ventriculi nicht in der Schleimhaut lokalisiert ist, in der die aggressiven Substanzen Säure und Pepsin produziert werden, sondern dort, wo die defensiven Schleimsubstanzen sezerniert werden. Das mit der H.p.-Gastritis assoziierte Magengeschwür liegt fast immer in der Antrumschleimhaut, nicht in der Korpus- oder Fundusschleimhaut (52). Dies liegt daran, daß die H.p.-Gastritis im Antrum stärker und aktiver ausgeprägt ist als im Korpus, die Vorschädigung der Schleimhaut mit Öffnung vieler kleiner Pforten („glanduläre Mikroerosionen") für die Säurerückdiffusion die Entstehung von Ulzerationen in der Antrumschleimhaut begünstigt.

Außerdem ist das Ulcus ventriculi bevorzugt an der kleinen Kurvatur in Angulushöhe lokalisiert. Dies wird darauf zurückgeführt, daß hier durch die anatomische Anordnung der Schleimhautfalten im Fundus und Korpus die „Säurestraßen" zusammenfließen (63). Die Ulkusprädilektionsstelle am Angulus wird außerdem dadurch erklärt, daß hier ein zirkuläres Muskelbündel für eine höhere Wandspannung und damit für eine relative lokale Minderdurchblutung sorgt (41) und hier die vaskulären Anastomosen innerhalb der Magenwandung schlechter ausgebildet sind als in anderen Abschnitten des Magens. Hinzu kommt, daß die Variationen der kongenital bedingten Größe der Antrum- und Korpusregion (9) eine Rolle bei der unterschiedlichen Ausprägung der H.p.-Gastritis im Antrum und Korpus und damit für die Entstehung oder Nicht-Entstehung eines Ulkus oder dessen Lokalisation spielen könnten (13).

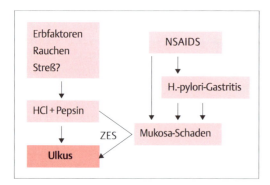

Abb. 16 Bedingungsmodell der Pathogenese des Ulcus ventriculi (aus 107).

Konsequenzen aus der „Helicobacter-pylori-Story" für die Diagnostik

Vor Entdeckung der Zusammenhänge zwischen der H.p.-Infektion der Magenschleimhaut, der Gastritis, dem Ulkusleiden und den Malignomen hatte die Gastritis-Diagnostik keine therapeutischen Konsequenzen. Auf diese Diagnostik ist deshalb vielfach verzichtet worden.

Aus den neuen Erkenntnissen über die H.p.-Krankheiten ergibt sich aber jetzt als erste diagnostische Konsequenz (Tab. 6) die Empfehlung, auch die endoskopisch normal erscheinende oder „nur" entzündlich veränderte Schleimhaut durch Biopsie und Histologie abzuklären. Zur genauen Gastritisdifferentialdiagnostik gehören mindestens je 2 Biopsiepartikel aus dem Antrum und Korpus. Nur so läßt sich das „ABC" der Gastritis aufklären (63). Bei Erosionen ist die Entnahme von 3 Biopsaten aus den Erosionen (Zentrum und Rand) und die zusätzliche Entnahme von je 2 Partikeln aus Antrum und Korpus zu empfehlen, um Aussagen zur Ätiopathogenese der Erosionen machen zu können.

Bei einem typischen Ulcus duodeni sollten je 2 Biopsate aus Antrum und Korpus entnommen werden, um zu klären, ob dieses Ulkus als H.p.-Gastritis-Folgeleiden einzustufen ist. Bei H.p.-negativer Ulzeration ist auch eine bioptische Abklärung der Ulzeration mit der Frage nach einem ischämischen oder medikamentös-toxisch induzierten Ulkus, einem ulzerierten Tumor der Bulbusschleimhaut oder einer sekundären Ulzeration

> Grundsätzlich haben die Forschungen der letzten Jahre über den Zusammenhang zwischen der H.p.-Gastritis und dem Ulkusleiden gezeigt, daß für die Entstehung des sog. „peptischen" Ulkus durch Säure und Pepsin mit der Ausnahme des sehr seltenen Zollinger-Ellison-Syndroms als kausale Grundbedingung ein Mukosaschaden vorliegen muß (63). Die Hauptursachen für diesen Mukosaschaden sind die H.p.-Gastritis und die Einnahme von nicht-steroidalen Antirheumatika (Abb. 16), alle anderen Faktoren sind modulierende, nicht kausale Faktoren.

Endoskopie	→ Biopsie	→ Fragestellung	
„Normal" „Gastritis"	Je 2× Antrum und Korpus	Normal H.p.-Gastritis C-Gastritis A-Gastritis Seltene Gastritis	? ? ? ? ?
Erosionen	3 × Erosion je 2× Antrum und Korpus	H.p.-induzierte Erosion NSAR/ASS-Erosion Ischämische Erosion Morbus Crohn Frühlymphom	? ? ? ? ?
Ulcus duodeni	Je 2× Antrum und Korpus (Ulkusbiopsie nur bei atypischem Ulkus)	H.p.-Gastritis-Folgeleiden H.p.-negatives Ulkus ↓ weitere Abklärung	? ?

Abb. 17 Diagnostische Empfehlungen bei endoskopischem Normalbefund, Gastritis, Erosionen und Ulcus duodeni (aus 112).

Pathologie der Helicobacter-pylori-Krankheiten

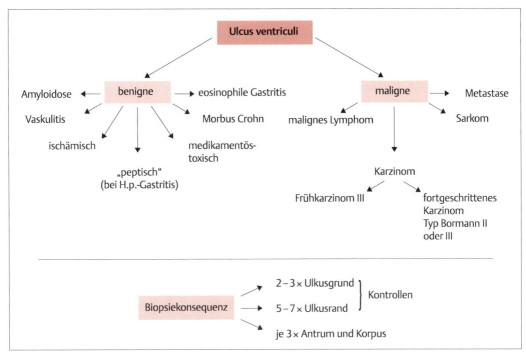

Abb. 18 Empfehlungen zur histologischen Abklärung bei Ulcus ventriculi (aus 112).

durch das Übergreifen eines benachbarten Prozesses notwendig. Die diagnostischen Empfehlungen für den endoskopischen Normalbefund, die Gastritis, die Erosionen und das Ulcus duodeni sind in Abb. **17** zusammengefaßt.

Bei der Diagnostik der Ulcera ventriculi bleibt es zunächst bei den Regeln der Differentialdiagnostik zwischen einem benignen und einem malignen Ulkus. Hierzu sind multiple Biopsate aus dem Rand und dem Grund der Ulzeration, die endoskopisch-bioptische Kontrolle in der Abheilungsphase des Ulkus und nach Abheilung erforderlich.

Durch die Erkenntnisse aus der H.p.-Forschung ergibt sich jetzt die Empfehlung der histologischen Abklärung der Grundkrankheit (Abb. **18**), also die zusätzliche Entnahme von je 2 Biopsiepartikeln aus dem Antrum und Korpus (63). So kann abgeklärt werden, ob das Ulcus ventriculi in einer H.p.-Gastritis entstanden ist oder nicht. Wenn sich durch diese Basis-Diagnostik eine A-Gastritis ergeben sollte, kann es sich bei dem Ulkus nicht um ein peptisches Ulkus handeln. Zeigt sich eine C-Gastritis, so wäre nach der Einnahme von NSAR/ASS-Präparaten als Ulkusursache zu fahnden. Bei der eosinophilen Gastritis oder der Crohn-Gastritis würden sich andere therapeutische Konsequenzen ergeben als bei der H.p.-Gastritis.

Zusammenfassung

Der H.p. hat unser Wissen über die Ätiopathogenese der gastroduodenalen Erkrankungen und deren Diagnostik und Therapie revolutioniert. Das „Gebäude" der H.p.-Infektion mit möglichen Folgekrankheiten ist in Abb. **19** dargestellt.

Erstmals in der Geschichte der Medizin ist eine ätiopathogenetische Klassifikation der Gastritiden möglich geworden:

- Die Hauptursache der Entzündungen der Magenschleimhaut ist deren Kolonisation mit H.p. Der Grad der H.p.-Besiedlung bestimmt den Grad und die Aktivität der Gastritis, die Qualität des Oberflächenepithels und der Schleimproduktion. Die chronische H.p.-Infektion macht den Magen zu einem MALT-Organ mit basalen lymphatischen Aggregaten und Lymphfollikeln. Auch intestinale Metaplasien entstehen im Rahmen der H.p.-Gastritis.
- Die vom H.p. induzierten Veränderungen der Magenschleimhaut sind im Antrum stärker aus-

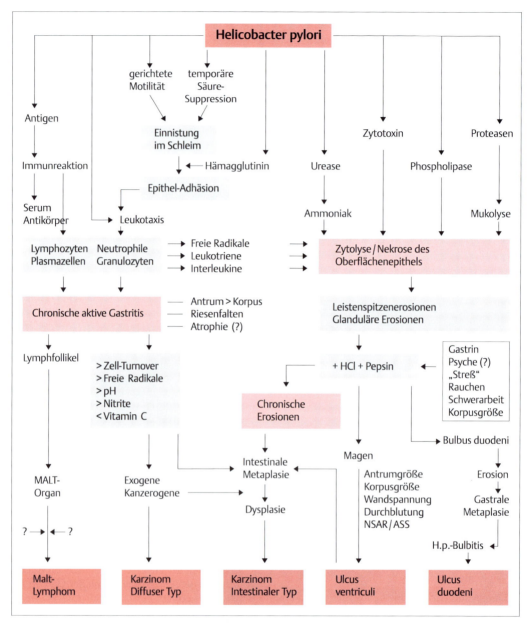

Abb. 19 „Gebäude" der Helicobacter-pylori-Infektion mit möglichen Folgekrankheiten (aus 2).

geprägt als im Korpus. Nur bei der sehr seltenen Riesenfaltengastritis der Fundus- und Korpusschleimhaut besteht in der säureproduzierenden Schleimhaut eine sehr stark ausgeprägte, hochgradig aktive Gastritis, die bis zum Bild des Morbus Ménétrier führen kann.
* Eine sehr seltene Gastritis ist die Helicobacter-Heilmannii-Gastritis. Durch den überwiegend im Antrum vorkommenden Helicobacter Heilmannii wird eine nur gering- bis mittelgradige, nicht- oder nur geringgradig aktive Gastritis ohne Degeneration des Oberflächenepithels induziert, so daß es hier nicht zu Erosionen oder Ulzerationen kommt.

> Die H.p.-Gastritis ist die Grundbedingung für eine Reihe von möglichen benignen Folgekrankheiten: die chronischen Erosionen, das Ulcus duodeni und das Ulcus ventriculi.
> Die H.p.-Gastritis ist aber auch eine präneoplastische Kondition: Die Entstehung eines MALT-Lymphoms des Magens setzt die chronische Infektion der Magenschleimhaut mit H.p. voraus.
> Der größte Teil der Magenkarzinome entsteht ebenfalls in der präkanzerösen Kondition der H.p.-Gastritis.

Durch die Forschungen über die H.p.-Gastritis sind andere Gastritiden neu herausgearbeitet oder besser klassifizierbar geworden:
– die Autoimmungastritis mit ihren Frühstadien,
– die chemisch-toxisch induzierte Gastritis,
– die Crohn-Gastritis ohne Granulome oder Riesenzellen,
– die granulomatösen Gastritiden,
– die lymphozytäre Gastritis,
– die eosinophile und
– die kollagene Gastritis.

Durch diese neuen Erkenntnisse hat die Gastritis-Diagnostik jetzt nicht nur eine differentialdiagnostische Bedeutung, sondern vielfach auch therapeutische Konsequenzen.
Eine suffiziente Gastritisdiagnostik ist deshalb heute unverzichtbar. Für eine derartige Diagnostik zur Aufklärung des „ABC" der Gastritiden braucht der Pathologe mindestens je 2 Biopsiepartikel aus der Antrum- und Korpusschleimhaut.

Literatur

[1] *Bayerdörffer, E., H. Oertel, N. Lehn, G. Kaspar, T. Sauerbruch, M. Stolte:* Topographic association between active gastritis and Campylobacter pylori-colonisation. J. clin. Pathol. 42 (1989) 834–839
[2] *Bayerdörffer, E., N. Lehn, R. Hatz, G. A. Mannes, H. Oertel, T. Sauerbruch, M. Stolte:* Difference in expression in Helicobacter pylori gastritis in antrum and body. Gastroenterology 102 (1992) 1575–1582
[3] *Bizzozero, G.:* Über die schlauchförmigen Drüsen des Magendarmkanals und die Beziehung ihres Epithels zu dem Oberflächenepithel der Schleimhaut. Arch. mikr. Anat. 42 (1893) 82–152
[4] *Carrick, J., A. Lee, S. Hazell, M. Ralstron, G. Daskalopoulos:* Campylobacter pylori, duodenal ulcer, and gastric metaplasia: possible role of functional heterotopic tissue in ulcerogenesis. Gut 30 (1989) 790–797
[5] *Chan, W. Y., P. K. Hui, J. K. C. Chan, P. S. Y. Cheung, C. S. Ng, Ch. Shan et al.:* Epithelial damage by Helicobacter pylori in gastric ulcers. Histopathology 19 (1991) 187–189
[6] *Correa, P.:* The epidemiology and pathogenesis of chronic gastritis: three etiologic entities. Front. gastrointest. Res. 6 (1980) 98–108
[7] *Correa, P.:* A human model of gastric carcinogenesis. Cancer Res. 48 (1988) 3554–3560
[8] *Correa, P., J. Fox, E. Fontham, B. Ruiz, Y. Lin, D. Zavala, N. Taylor, D. MacKinley, E. de Lima, H. Portilla, G. Zarama:* Helicobacter pylori and gastric carcinoma. Serum antibody prevalence in populations with contrasting cancer risks. Cancer 66 (1990) 2569–2574
[9] *Cox, A. J.:* Stomach size and its relation to chronic peptic ulcer. Arch. Pathol. 54 (1952) 407–422
[10] *Craanen, M. E., W. Decker, P. Block, J. Ferweda, G. N. J. Tytgat:* Intestinal metaplasia and Helicobacter pylori: an endoscopic-bioptic study of the gastric antrum. Gut 33 (1992) 16–20
[11] *Dixon, M. F., H. J. O'Connor, A. R. T. Axon, R. F. J. G. King, D. Johnston:* Reflux gastritis: distinct histopathological entity. J. clin. Pathol. 39 (1986) 524–530
[12] *Dixon, M. F., G. M. Sobala:* Gastritis and duodenitis: the histopathological spectrum. Europ. J. Gastroenterol. Hepatol. 4, Suppl. 2 (1992) 17–23
[13] *Eidt, S., M. Stolte:* Differences between Helicobacter pylori associated gastritis in patients with duodenal ulcer, pyloric ulcer, other gastric ulcer, and gastritis without ulcer. In: *Malfertheiner, P., H. Ditschuneit* (eds.): Helicobacter pylori, Gastritis and Peptic Ulcer. Springer, Berlin 1990
[14] *Eidt, S., M. Stolte:* Chronische Erosionen der Magenschleimhaut – eine Helicobacter pylori assoziierte Läsion. Verh. dtsch. Ges. Pathol. 74 (1990) 634
[15] *Eidt, S., G. Oberhuber, A. Schneider, M. Stolte:* Forms and histopathological features of autoimmune gastritis. in preparation
[16] *Eidt, S., M. Stolte:* Prevalence of lymphoid follicles and lymphoid aggregates in Helicobacter pylori gastritis in antral and body mucosa of the stomach. J. clin. Pathol. 46 (1993) 832–835
[17] *Elster, K.:* Gastritis, Stadien und Formen. In *Demling, L., R. Ottenjann, K. Elster:* Die Gastrobiopsie. Ergebn. inn. Med. 27 (1968) 32–78

[18] *Flejou, J. F., P. Bahame, A. C. Smith, R. W. Stockbrügger, J. Rode, A. B. Price:* Pernicious anemia and Campylobacter-like organisms: is the gastric antrum resistant to colonization? Gut 30 (1989) 60–64
[19] *Forman, D., D. G. Newell, F. Fullerton, J. W. G. Yarnell, A. R. Stacey, N. Wald, F. Sitas:* Association between infection with Helicobacter pylori and risk of gastric cancer: evidence from a prospective investigation. Brit. med. J. 302 (1991) 1302–1305
[20] *Forman, D., and the Eurogast Study Group:* An international association between Helicobacter pylori infection and gastric cancer. Lancet 341 (1993) 1359–1362
[21] *Graham, D. Y., H. M. Malaty, D. G. Evans, D. J. Evans, P. D. Klein, E. Adam:* Epidemiology of Helicobacter pylori in an asymptomatic population in the United States. Effect of age, race, and socioeconomic status. Gastroenterology 100 (1991) 1495–1501
[22] *Guarner, J., A. Mohar, J. Parsonnet, D. Halperin:* The association of Helicobacter pylori with gastric cancer and preoplastic gastric lesions in Curapas, Mexiko. Cancer 71 (1993) 297–301
[23] *Haot, J., A. Jouret, M. Willette, A. Gossiun, P. Mainguet:* Lymphocytic gastritis – prospective study of its relationship with varioloform gastritis. Gut 31 (1990) 282–285
[24] *Hauke, Ch., W. Grabner, M. Grosse, M. Stolte:* Zur Frage nach der Lymphfollikelbildung und der Entstehung der intestinalen Metaplasie in der Antrumschleimhaut als Reaktion auf eine Helicobacter pylori-Besiedlung. Leber Magen Darm 4 (1990) 156–160
[25] *Heilmann, K. L., M. Stolte, F. Borchard et al.:* Gastritis-Graduierung und Klassifikation. Pathologe 10 (1989) 194–196
[26] *Heilmann, K. L., F. Borchard:* Gastritis due to spiral shaped bacteria other than Helicobacter pylori: clinical, histological, and ultrastructural findings. Gut 32 (1991) 137–140
[27] *Herz, R., E. Lombardi, F. Wipping, M. Stolte:* Helicobacter pylori assoziierte Riesenfaltengastritis mit gastralem Eiweißverlust. In *Schmitt, W., R. Ottenjann* (eds.): Der seltene gastroenterologische Fall. Bd. 3, Demeter Verlag, Gräfelfing 1991
[28] *Holcombe, C., B. A. Omotar, J. Edridge, D. M. Jones:* Helicobacter pylori, the most common bacterial infection in Africa: a random serological study. Amer. J. Gastroenterol. 87 (1992) 28–30
[29] *Hussel, T., P. G. Issacson, J. E. Crabtree, J. Spencer:* Cells from low grade B cell gastric lymphomas of mucosa associated lymphoid tissue proliferate in response to Helicobacter pylori. Lancet 342 (1993) 571–574
[30] *Kawano, S., M. Tsujii, H. Fusamoto, N. Sato, T. Kamada:* Chronic effect of intragastric ammonia on gastric mucosa structures in rats. Dig. Dis. Sci. 36 (1991) 33–38
[31] *Kirchner, T., A. Melber, W. Fischbach, K. L. Heilmann, H. K. Müller-Hermelink:* Immunhistological patterns of the local immune response in Helicobacter pylori gastritis. In *Malfertheiner, P., H. Ditschuneit* (eds.): Helicobacter pylori, gastritis and peptic ulcer. Springer, Berlin 1990
[32] *Konjetzny, G. E.:* Die Entzündung des Magens. In *Henke, F., O. Lubarsch* (Hrsg.): Handbuch der speziellen pathologischen Anatomie und Histologie. Bd. 4/2. Springer, Berlin 1928
[33] *Krakowka, S., D. R. Morgan, K. A. Eaton, M. J. Radin:* Animal models of Helicobacter pylori gastritis. In *Menge, H., M. Gregor, G. N. J. Tytgat, B. J. Marshall* (eds.): Helicobacter pylori 1990. Springer, Berlin 1991
[34] *Marshall, B. J., J. A. Armstrong, D. B. McGechie, R. J. Glancy:* Attempt to fulfill Koch's postulates for pyloric Campylobacter. Med. J. Aust. 142 (1985) 429–436
[35] *McNulty, C. A., J. C. Dent, A. Curry, J. Suff, G. A. Fort, M. W. L. Gear, S. P. Wilkinson:* New spiral bacterium in gastric mucosa. J. clin. Pathol. 42 (1989) 585–591
[36] *Morris, A. J., G. Nicholson:* Ingestion of Campylobacter pyloridis causes gastritis and raised fasting gastric pH. Amer. J. Gastroenterol. 82 (1987) 192–199
[37] *Negrin, R., L. Lisato, L. Cavazzini, P. Maini, S. Gullini, O. Basso, G. Lanza, M. Garofalo, I. Nenci:* Monoclonal antibodies for specific immunperoxidase detection of Campylobacter pylori. Gastroenterology 96 (1989) 413–420
[38] *Nomura, A., G. N. Stemmermann, P. H. Ghyou, I. Kato, G. I. Perez-Perez, M. J. Blaser:* Helicobacter pylori infection and gastric carcinoma among japanese americans in Hawaii. New Engl. J. Med. 325 (1991) 1132–1136
[39] *Oberhuber, G., S. Eidt, M. Stolte:* Helicobacter pylori infection in autoimmune gastritis: a histopathological study. in preparation
[40] *O'Connor, H. J., C. J. Schorah, N. Habibzedah, A. T. R. Axon, R. Cockel:* Vitamin C in the human stomach: relation to gastric pH, gastroduodenal disease, and possible sources. Gut 30 (1989) 426–442
[41] *Oi, M., Y. Ito, F. Kumagai, K. Yoshida, Y. Tanaka, K. Yoshikawa, O. Miho, M. Kijima:* A possible dual control mechanism in the origin of peptic ulcer. Gastroenterology 57 (1969) 280–289
[42] *Parsonett, J., G. D. Friedman, D. P. Vandersteen, Y. Chan, J. H. Vogelman, H. Orentreich, R. Sibley:* Helicobacter pylori infection and the risk of gastric carcinoma. New Engl. J. Med. 325 (1991) 1127–1131
[43] *Price, A. B.:* The Sydney System: Histological division. J. Gastroenterol. Hepatol. 6 (1991) 209–222
[44] *Rauws, E. A. J., W. Langenberg, H. J. Houthoff, H. C. Zanen, G. N. J. Tytgat:* Campylobacter pyloridis-associated chronic active gastritis. A prospective study of its prevalence and the effects of antibacterial and antiulcer treatment. Gastroenterology 94 (1988) 33, 40
[45] *Rühl, G. H., G. Börsch:* Chronic active gastritis after eradication of Campylobacter (now: Helicobacter) pylori. Pathol. Res. Pract. 187 (1991) 226–234
[46] *Sankey, E. A., P. A. Helliwell, A. P. Dhillon:* Immunostaining of antral gastrin cells is quantitatively increased in Helicobacter pylori gastritis. Histopathology 16 (1990) 151–155
[47] *Schindler, R.:* Gastritis. Heinemann, London (1947)
[48] *Sipponen, P., K. Seppälä, M. Äärynen, P. Kettunen:* Chronic gastritis and gastroduodenal ulcer: a case-control study on risk of coexisting duodenal or gastric ulcer in patients with gastritis. Gut 30 (1989) 922–929

49 *Sipponen, P., K. Varis, O. Fraki, U. M. Korri, K. Seppälä, M. Siurala:* Cumulative 10-year risk of symptomatic duodenal and gastric ulcer in patients with and without gastritis. A clinical follow-up 454 patients. Scand. J. Gastroenterol. 25 (1990) 966–973
50 *Sobala, G. M., R. F. G. King, A. T. R. Axon, M. F. Dixon:* Reflux gastritis in the intact stomach. J. clin. Pathol. 43 (1990) 303–306
51 *Sobala, G. M., J. Crabtree, M. F. Doxin, C. J. Schorah, J. D. Taylor, B. J. Rathbone* et al.: Acute Helicobacter pylori infection: clinical features, local and systemic immune response, gastric mucosal histology and gastric juice ascorbic acid concentrations. Gut 32 (1991) 1414–1418
52 *Stadelmann, O., K. Elster, M. Stolte, S. E. Miederer, P. Deyhle, L. Demling, W. Siegentbaler:* The peptic gastric ulcer-histotopographic and functional investigations. Scand. J. Gastroenterol. 6 (1971) 613–623
53 *Strickland, R. G., I. R. Mackay:* A reappraisal of the nature and significance of chronic atrophic gastritis. Dig. Dis. Sci. 18 (1973) 426–440
54 *Stolte, M., S. Eidt, M. Ritter, B. Bethke:* Campylobacter pylori und Gastritis: Assoziation oder Induktion? Pathologe 10 (1989) 21–26
55 *Stolte, M., S. Eidt:* Lymphoid follicles in antral mucosa: immune response to Campylobacter pylori? J. clin. Pathol. 42 (1989) 1269–1271
56 *Stolte, M., M. Ritter, F. Borchard, G. Koch-Scherrer:* Collagenous gastroduodenitis on collagenous colitis. Endoscopy 22 (1990) 186–187
57 *Stolte, M., B. Bethke, M. Ritter, E. Lauer, H. Eidt:* Praxis der Gastritis-Klassifikation. Endoskopie heute 4 (1990) 228–230
58 *Stolte, M., S. Eidt, M. Ohnsmann:* Differences in Helicobacter pylori associated gastritis in the antrum and body of the stomach. Z. Gastroenterol. 28 (1990) 229–233
59 *Stolte, M., S. Eidt:* The diagnosis of early gastric lymphoma. Z. Gastroenterol. 29 (1991) 6–10
60 *Stolte, M., H. Baumann, B. Bethke, E. Lauer, M. Ritter:* Active autoimmune gastritis without total atrophy of the glands. Z. Gastroenterol. 30 (1992) 729–735
61 *Stolte, M.:* Helicobacter pylori-Spektrum: von der Gastritis bis hin zum Malignom. Leber Magen Darm 22 (1992) 91–94
62 *Stolte, M., E. Wellens, B. Bethke, M. Ritter, H. Eidt:* Gastrospirillum hominis gastritis – an infection transmitted by animals? Irish J. Med. Sci. 161, Suppl. 10 (1992) 61
63 *Stolte, M.:* Helicobacter pylori-Krankheiten aus der Sicht des Pathologen. Z. Gastroenterol. 30, Suppl. 2 (1992) 10–22
64 *Stolte, M.:* Helicobacter pylori gastritis and gastric MALT-Lymphoma. Lancet 339 (1992) 745–746
65 *Stolte, M., Ch. Bätz, S. Eidt:* Giant fold gastritis – a special form of Helicobacter pylori associated gastritis. Z. Gastroenterol. 31 (1993) 289–293
66 *Triebling, A. T., M. A. Korsten, J. W. Dlugosz, F. Paronetto, C. Lieber:* Severity of Helicobacter-induced gastric injury correlates with gastric juice ammonia. Dig. Dis. Sci. 36 (1991) 1089–1096
67 *Valle, J., P. Sepäla, P. Sipponen, T. Kosunen:* Disappearance of gastritis after eradication of Helicobacter pylori. Scand. J. Gastroenterol. 26 (1991) 1057–1065
68 *Warren, J. R., B. J. Marshall:* Unidentified curved bacilli on gastric epithelium in active chronic gastritis. Lancet (1983) 1273–1275
69 *Wotherspoon, A. C., C. Ortitz-Hidalgo, M. R. Falzon, P. G. Isaacson:* Helicobacter pylori-associated gastritis and primary B-cell gastric lymphoma. Lancet 338 (1991) 1175–1176
70 *Wotherspoon, A. C., C. Doglioni, D. C. Tiss, L. Pan, A. Moschini, M. de Boni, P. G. Isaacson:* Regression of primary low grade B-cell lymphoma of mucosa associated lymphoid tissue (MALT) type following eradication of Helicobacter pylori. Lancet 342 (1993) 575–577
71 *Wyatt, J. I., B. J. Rathbone, M. F. Dixon, R. V. Heatley:* Campylobacter pyloridis and acid induced gastric metaplasia in the pathogenesis of duodenitis. J. clin. Pathol. 40 (1987) 841–848
72 *Wyatt, J. I., B. J. Rathbone:* Immune response of gastric mucosa to Campylobacter pylori. Scand. J. Gastroenterol. 23 (1988) 44–49
73 *Wyatt, J. I., M. F. Dixon:* Chronic gastritis – a pathogenic approach. J. Pathol. 154 (1988) 113–124
74 *Wyatt, J. I., B. J. Rathbone, G. M. Sobala, T. Shallcross, R. V. Heatley, A. T. R. Axon:* Gastric epithelium in the duodenum: its association with Helicobacter pylori and inflammation. J. clin. Pathol. 43 (1990) 981–986

Farbtafeln

M. Stolte
Pathologie der Helicobacter-pylori-Krankheiten

Farbtafeln I – IV

O. Stadelmann
Spektrum der Helicobacter-pylori-assoziierten Erkrankungen

Farbtafeln V – VII

Farbtafel I *M. Stolte,* Pathologie der Helicobacter-pylori-Krankheiten

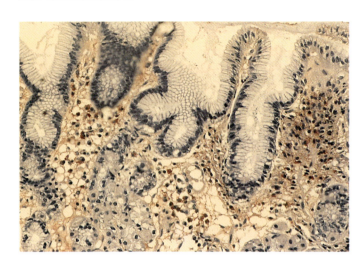

Abb. 2 Plasmazellen (IgA-immunhistochemische Darstellung) als ein Teil der Immunantwort auf Helicobacter pylori.

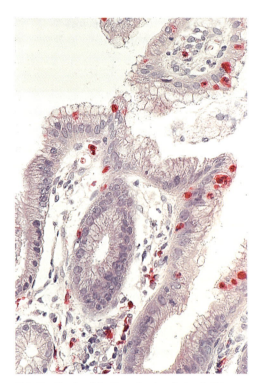

Abb. 3 Neutrophile Granulozyten (rot mit Chloracetatesterase dargestellt) als „aktive" Komponente der Helicobacter-pylori-Gastritis.

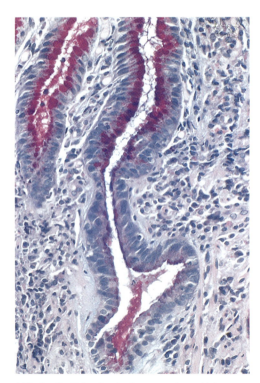

Abb. 4 Partieller Ersatz des normalen schleimproduzierenden Epithels durch regeneratorisch aktives Epithel (PAS-Alcianblau-Färbung).

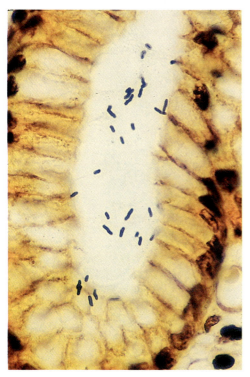

Abb. 5 Nachweis des Helicobacter pylori mit der Versilberungsmethode nach *Warthin-Starry*.

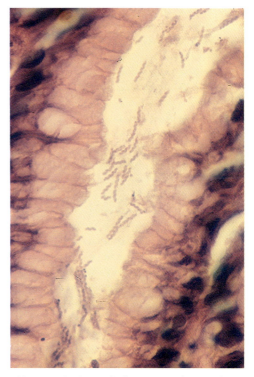

Abb. 6 Helicobacter heilmannii mit der typischen korkenzieherartigen Struktur.

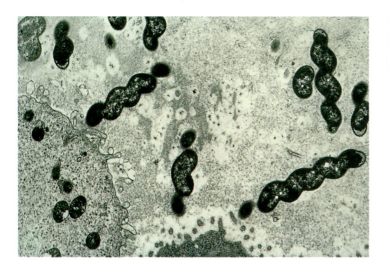

Abb. 7 Helicobacter heilmannii im elektronenmikroskopischen Bild (Prof. Dr. *F. Borchard*, Düsseldorf).

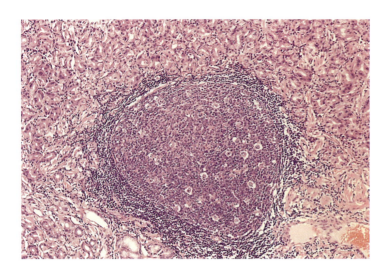

Abb. 8 Neu entstandener Lymphfollikel als Reaktion auf die chronische H.-pylori-Infektion.

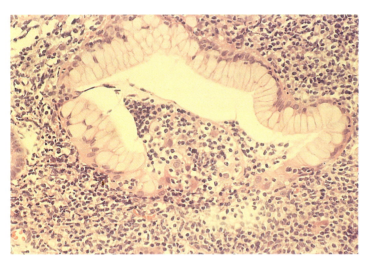

Abb. 9 Niedrig malignes MALT-Lymphom mit lymphoepithelialer Destruktion.

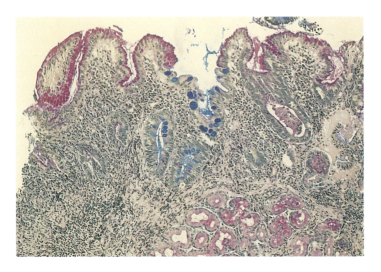

Abb. 10 Herdförmige komplette intestinale Metaplasie (Becherzellen blau dargestellt) bei H.-pylori-Gastritis.

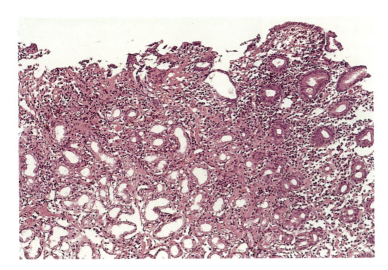

Abb. 12 Rand einer chronischen Erosion der Antrumschleimhaut bei H.-pylori-Gastritis.

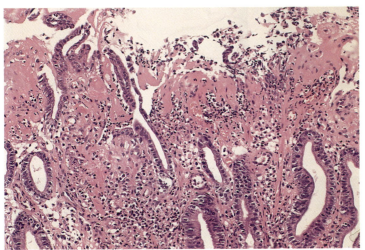

Abb. 13 ASS-induzierte Erosion der Magenschleimhaut.

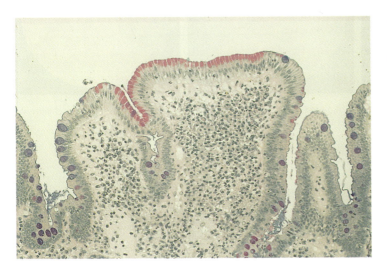

Abb. 15 Inkomplette gastrale Metaplasie (rot dargestellt) in der Schleimhaut des Bulbus duodeni.

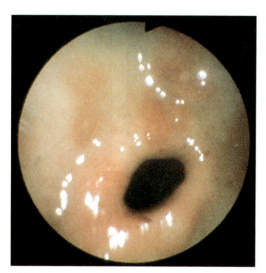

Abb. 2 Endoskopisches Bild mit rötlichen Fleckbildungen und winzigen Erosionen der Antrumschleimhaut bei einem Patienten mit B-Gastritis und hohem Gastritis-Score.

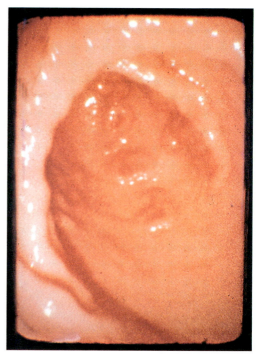

Abb. 3 Chronische, aneinander gereihte präpylorische Erosionen bei B-Gastritis. Flache polypoide Veränderungen mit zentraler Delle.

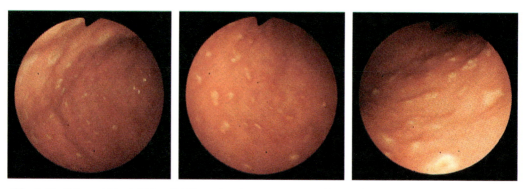

Abb. 4 Unzählige, nicht – (nicht mehr) blutende, wie ausgestanzt erscheinende Erosionen der Magenschleimhaut bei NSAR-Einnahme. Teilweise bereits flache Ulzera.

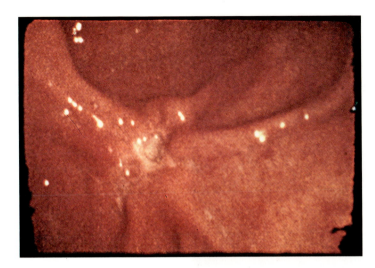

Abb. 6 Ulzeriertes Frühkarzinom (Typ IIc+III) an der Majorseite des distalen Korpus. Falteneinstrahlung mit kolpigem Abbruch bereits mehrere Millimeter vor der Nekrose. Sog. Mottenfraß-Phänomen. Frühkarzinom histologisch gesichert.

Abb. 7 Lymphatische Hyperplasie der Antrumschleimhaut mit rundlicher Vorwölbung der Oberfläche – sog. Gänsehaut des Magens.

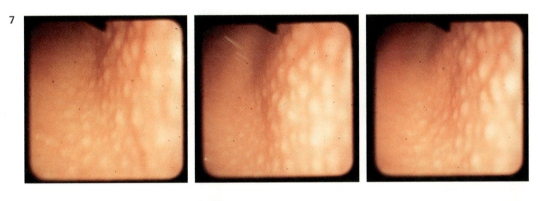

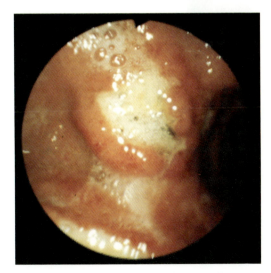
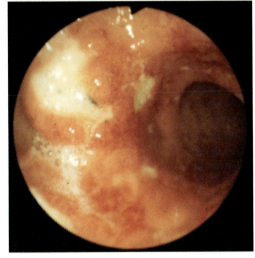

Abb. 9 Magenlymphom: Flaches kleineres Ulkus an der Hinterwand des Antrums, größeres schüsselförmiges Ulkus in Angulushöhe. Aufhebung der Schleimhautstruktur im gesamten Abschnitt.

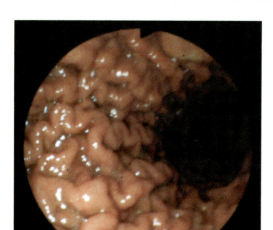

Abb. 10 Ausgeprägte, relativ gleichmäßig strukturierte Faltenwülste der Korpusschleimhaut, durch Luftinsufflation nicht verstreichbar.

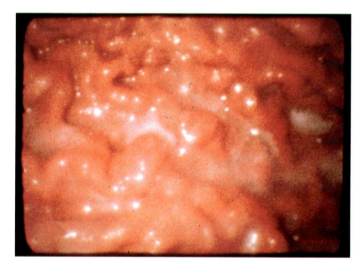

Abb. 11 Sog. Ménétrier-Syndrom (sehr selten). Ausgeprägte, durch Luftinsufflation nicht verstreichbare Faltenwülste, teilweise mit Kaliberschwankungen. Reichlich schleimiges, milchiges Sekret in den Faltentälern. Enteraler Eiweißverlust.

Spektrum der Helicobacter-pylori-assoziierten Erkrankungen

O. Stadelmann

Die Wiederentdeckung und erfolgreiche Isolierung des Keimes Helicobacter pylori, des Erregers der B-Gastritis, im Jahre 1982 hat einen Wendepunkt in der langjährigen Spekulation über Pathogenese und Klinik der unterschiedlichsten Magenerkrankungen gebracht. Heute weiß man aus mehreren tausend Publikationen, daß diesem Keim, der von seinen Kritikern – sie verstummen langsam – gerne als Saprophyt hingestellt wurde, eine wesentliche klinische Bedeutung beizumessen ist.

Wohl keine Organerkrankung hat im Laufe der Jahrzehnte aufgrund ungenügender diagnostischer Methoden und morphologischer Fehlinterpretationen zu so vielfältigen Auffassungen geführt wie die Gastritis. Der Helicobacter pylori (H.p.) führt zur sog. B-Gastritis, der mit mehr als 80 % häufigsten Gastritisform, die, ohne Kenntnis des Erregers, bereits in den 60er Jahren als pylorokardialer Expansionstyp beschrieben und als typisch für das peptische Ulkus angesehen wurde (53, 77). Die B-Gastritis steht am Anfang und ist die Voraussetzung zahlreicher Magenerkrankungen.

Dabei hängt es wahrscheinlich von der Pathogenität unterschiedlicher H.p.-Stämme und von der unterschiedlichen Reaktion des befallenen Wirts ab, ob man nur eine mehr oder weniger aktive Gastritis mit Erhalt der makroskopischen Schleimhautstruktur nachweisen kann, oder ob sich über das entzündliche Infiltrat hinaus Läsionen entwickeln. Dies erklärt, warum der eine nur eine Gastritis, der andere eine Gastritis mit Erosionen und schließlich der Dritte ein peptisches Ulkus entwickelt. Unterschiedliche Reaktionen dürften auch die Erklärung dafür geben, warum Patienten mit B-Gastritis eine lymphatische Hyperplasie und andere schließlich eine Riesenfaltengastritis aufweisen. Auch ein Zusammenhang mit dem Magenkarzinom wird diskutiert (Abb. 1).

Für die Bewertung der einzelnen Krankheitsbilder hat es sich als sinnvoll erwiesen, einen Gastritis-Score zugrunde zu legen (83).

Gastritis

Epidemiologie

Der Helicobacter wird in allgemeinen Populationen je nach Region bei 15 % (weiße Australier) – 96 % (Algerier) der Testpersonen gefunden. In Europa beträgt die Durchseuchung in Abhängigkeit vom Alter (über 50 Jahre mehr als 50 %) durchschnittlich etwa 35 %, bei Krankenhauspatienten etwa 56 % (20, 21, 32, 51, 69). *Graham* u. Mitarb. (23) fanden bei 485 asymptomatischen Einwohnern Houstons zwischen 15 und 80 Jahren eine mittlere Durchseuchung von 52 %. Männer sind häufiger befallen als Frauen, schwarze Afrikaner häufiger als weiße.

Keine Korrelation besteht allem Anschein nach mit Alkohol und Rauchen. Man findet eine H.-pylori-Gastritis in unterentwickelten Ländern häufiger als in Industrieländern; auch wird eine stärkere Durchseuchung in Populationen mit hohem Karzinomrisiko nachgewiesen (16, 51). So waren 81 % von 585 Personen einer Risikogruppe für das Ma-

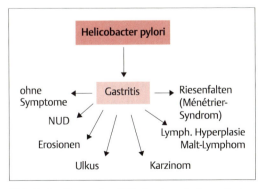

Abb. 1 Spektrum der Helicobacter-pylori-assoziierten Erkrankungen. Die Entwicklung unterschiedlicher Krankheitsbilder vermutlich von der Pathogenität verschiedener Helicobacterstämme und der Reaktion des befallenen Wirts abhängig (nach *Stolte*).

Herrn Prof. Dr. med. *K. Elster* zum 75. Geburtstag gewidmet.

Tab. 1 Intrafamiliäre Häufung der Helicobacter-pylori-Infektion am Beispiel der Eltern und Geschwister von 24 H.p.-positiven Kindern. Nachweis der Infektion mit Hilfe des IgG-Antikörper-Titers. Mütter häufiger befallen als Väter. Im Vergleich 65 H.p.-negative Kinder und deren Eltern. *Drumm* et al. 1990 (12)

Helicobacter-pylori-Infektion Intrafamiliäre Häufung		
H.p. pos. Kinder	(n = 24)	
Eltern (n = 34)	H.p. pos.:	73 %
Mütter	H.p. pos.: 83 %	
Väter	H.p. pos.: 62,5 %	
Geschwister (n = 22)	H.p. pos.:	82 %
H.p. neg. Kinder	(n = 65)	
Eltern (n = 33)	H.p. pos.:	24,2 %
Mütter	H.p. pos.: 11,8 %	
Väter	H.p. pos.: 37,5 %	

Drumm et al.: New Engl. J. Med. 1990

genkarzinom befallen, darunter häufig auch jüngere Menschen (30).

Die Prävalenz der H.-pylori-Gastritis wechselt auch mit dem sozioökonomischen Status innerhalb einer Stadt. So konnten *Logan* u. Mitarb. (40) zeigen, daß H.p.-positive Patienten häufiger aus unterentwickelten Ländern kamen, die Schule vor dem 16. Lebensjahr verlassen hatten, ihr Schlafzimmer teilen mußten, kein Badezimmer, keine Toilette in der Wohnung und keinen Eisschrank hatten.

Der intrafamiliäre Infektionsweg ist weitgehend gesichert. *Drumm* u. Mitarb. (12) untersuchten die Eltern von 24 Kindern mit einer B-Gastritis und fanden einen überdurchschnittlich häufigen Befall, vor allem der Mütter und der Geschwister (Tab. **1**).

Bei Zahnärzten und zahnärztlichem Personal einschließlich Studenten konnte keine höhere Prävalenz als bei einer Vergleichsgruppe nachgewiesen werden (36), wohl aber bei endoskopisch tätigen Gastroenterologen, wobei die Durchseuchung von der Anzahl der wöchentlichen Gastroskopien abhängt (52), ferner bei der Besatzung eines Unterseebootes (25).

Diagnostik

Endoskopische Untersuchungen des Magens gehören zur täglichen Routine. Verständlich sind daher Bestrebungen, Entzündungen der Magenschleimhaut, vor allem die durch den Heliocobacter hervorgerufene Form, bereits vom endoskopischen Bild her zu erkennen. Fest steht, daß die makroskopische Erkennbarkeit von der Ausprägung der Gastritis abhängt, und daß die Sensitivität mit dem Grad und der Aktivität der Gastritis zunimmt, die Spezifität jedoch abnimmt, wenn Veränderungen auftreten, die auch durch andere Noxen, z. B. durch nichtsteroidale Antirheumatika (NSAR), hervorgerufen werden können. Die geringgradige, wenig aktive H.-pylori-positive Gastritis ruft meist keine makroskopisch erkennbaren Veränderungen hervor.

Nach der Wiederentdeckung des H.p. wurde in Sydney eine neue, auf makroskopischen Kriterien beruhende Klassifikation vorgestellt. Sie berücksichtigt deskriptiv die im Beitrag *Stolte* in Abb. **1** aufgezeigten Kriterien, die, unabhängig von der Ätiologie, zu einer Einteilung in 7 verschiedene endoskopische Formen führen; diese ist nicht unumstritten.

Mehrere Autoren haben in jüngerer Zeit versucht, durch Berücksichtigung mehrerer Kriterien eine H.-pylori-assoziierte Gastritis vom endoskopischen Bild her zu erkennen. So fanden *Labenz* u. Mitarb. (33) anhand von 5 Einzelkriterien eine nahezu 100 %ige Sensitivität bei einer Spezifität von nur 75 %. Sie bewerteten „chronische Erosionen, hühnerhautartiges Bild, fleckförmiges Erythem, komplexe Veränderungen mit bizarren Rötungen und blassen Arealen sowie eine verstärkte areoläre Zeichnung mit diffusem oder feinfleckigem Erythem der Korpusmukosa". Bei Einzelkriterien leidet die Sensitivität, bei Kombination mehrerer Kriterien die Spezifität (71).

Gastritis und Beschwerden

Daß die akute H.-pylori-Gastritis Beschwerden hervorruft, ist aufgrund mehrerer Selbstversuche mit dem Keim nicht mehr umstritten.

Die Frage, ob die chronische Gastritis mit Beschwerden einhergeht, wurde über Jahrzehnte kontrovers diskutiert. War sie ursprünglich eine willkommene Erklärung für unklare Beschwerden, so haben bereits in den 60er Jahren klinische Studien an Krankenhauspatienten ergeben, daß epigastrische Beschwerden mit und ohne morphologischen Nachweis einer Gastritis gleich häufig auftreten (27). Auch in jüngerer Zeit ist es vielen Autoren nicht eindeutig gelungen, einen Zusammenhang zwischen der B-Gastritis und der sog. Non-Ulcer-Dyspepsia (NUD) nachzuweisen. Sicher spielt hier eine wesentliche Rolle, daß man erst in den letzten Jahren die Aktivität der Gastritis, d. h. den Grad der granulozytären Infiltration, mit berücksichtigt hat (83). Erschwerend bei der Zusammenhangsfrage ist ferner, daß die B-Gastritis mit dem Alter zunimmt und daß man diese auch in jüngeren Studien verhältnismäßig häufig bei Patienten ohne Beschwerden antrifft. So haben *Bernersen* u. Mitarb. (3) jüngst von einem dubiösen Zusammenhang gesprochen, wenngleich der H.p.-Nachweis bei Patienten mit NUD häufiger als bei solchen ohne Beschwerden gelang.

Der Begriff der NUD ist noch immer unterschiedlich und somit nicht klar definiert. Unter diesem Begriff versteht man am ehesten Beschwerden, die sich in das Epigastrium projizieren. Die Bezeichnung „Reizmagen" mit den Hauptsymptomen „Nüchtern- und Postprandialschmerz, Völlegefühl, Übelkeit, Erbrechen sowie vorzeitiges Sättigungsgefühl" wird der notwendigen Einschränkung der Symptome am ehesten gerecht. Wird die nicht-ulzeröse Dyspepsie auf den vielfach üblichen Symptomenkomplex erweitert, der auch Symptome des Refluxes und des irritablen Kolons mit einschließt, so muß man im allgemeinen von einem sehr heterogenen Patientengut sprechen.

Heading (26) hat den unterschiedlichen Beschwerden, die unter dem Begriff NUD subsumiert werden, Rechnung getragen, indem er 4 Hauptgruppen abgrenzt, nämlich die refluxähnliche, die ulkusähnliche, die dysmotilitätsähnliche und die nicht näher einzuordnende, unspezifische Dyspepsie.

Es ist anzunehmen, daß Motilitätsstörungen häufig die Ursache der Dyspepsie sind; eine einheitliche und klare Definition dieser Funktionsstörung liegt bisher jedoch nicht vor. Nach *Malagelada* (41, 42) hat nur etwa die Hälfte der Patienten mit einer Dyspepsie vom sog. Dysmotilitätstyp eine verzögerte Magenentleerung und eine antrale Hypomotilität.

> Es stellt sich die Frage, ob die sog. Dyspepsiediagnose nicht zum Teil Ausdruck ungenügender Anamneseerhebung und nicht ausreichender Untersuchungen ist. So sollte man bei Aufstoßen an Luftschlucker, bei Sodbrennen und retrosternalem Druckgefühl an eine Refluxkrankheit oder an eine koronare Herzkrankheit denken und bei epigastrischem Schmerz auch an eine Gallenwegs- oder Pankreaserkrankung. Meteorismus, Flatulenz und Diarrhoe können Ausdruck einer Malassimilation, in erster Linie eines Disaccharidasemangels sein. Diarrhöen und Obstipation weisen auf ein irritables Kolon hin. Vergessen wird oft auch, daß Nikotin, Alkohol und Medikamente die klassischen Symptome der Dyspepsie hervorrufen können.

Das weite Spektrum therapeutischer Maßnahmen bei NUD kennzeichnet die Unsicherheit bei der Deutung der Beschwerden und das Fehlen eines gezielten, die Pathogenese berücksichtigenden Behandlungsprinzips. Prokinetika führen in zahlreichen Studien zu einem guten Erfolg (Literatur in 96).

Studien über die Häufigkeit einer H.p.-Infektion der Magenschleimhaut bei Dyspepsiepatienten und asymptomatischen Kontrollen, die einen signifikanten Unterschied zwischen beiden Gruppen ergeben haben, sind selten (67, 70). Untersucht man ältere Patienten mit dyspeptischen Beschwerden, so findet man bei bis zu 78 % eine H.p.-assoziierte Gastritis (63); 91 % der Patienten ohne H.p.-Nachweis hatten in dieser Gruppe NSAR eingenommen.

Geht man davon aus, daß auch die aktive B-Gastritis entsprechende Beschwerden hervorrufen kann, so müßte die Elimination des Keimes, die mit einer Rückbildung der Gastritis streng korreliert (87), zur Beschwerdefreiheit führen. Die Ergebnisse sind unterschiedlich: So wurde unter Wismut eine Verbesserung der Symptome dann nachgewiesen, wenn der Keim eliminiert wurde (34, 50). Andere Autoren fanden unter Wismut ein besseres Ansprechen der Symptome, wenn mit einer Plazebo-Gruppe verglichen wurde (4, 19, 70). Die Ergebnisse sind zum Teil signifikant. Auch hinsichtlich der Rezidivrate wurde ein günstiger Effekt von Wismut gesehen. So konnte *Malfertheiner* (43) bei mehr als 2000 Patienten eine signifikante Senkung der Beschwerderezidive nachweisen, wenn er eine vierwöchige Behandlung mit Wismutsubsalicylat einer Therapie mit Säuresekretionshemmern gegenüberstellte.

Andere Autoren sahen teilweise trotz hoher H.p.-Clearance unter Wismut oder verschiedenen Antibiotika keine signifikante Befundverbesserung (18, 38, 55).

Die Klärung der Zusammenhangsfrage wird durch die Tatsache erschwert, daß der Plazeboeffekt bei NUD mit 30–60 % verhältnismäßig hoch ist (82, 95). *O'Morain* und *Gilvarry* (62) fanden bei Patienten mit Helicobacterinfektion der Magenschleimhaut und dyspeptischen Beschwerden nach 4 Wochen eine Besserung der Symptome, unabhängig davon, ob der Keim eliminiert war oder nicht. Im Verlauf eines Jahres waren aber die Beschwerden nur der Patienten gebessert, deren Keim eradiziert werden konnte. Wahrscheinlich ruft nur die aktive Gastritis Beschwerden hervor – no active gastritis, no dyspepsia (11, 94, 103).

Eigene Untersuchungsergebnisse im Rahmen der Wiga-Studie bei 263 Patienten mit NUD und

H.-pylori-Gastritis, die entweder mit Wismut oder mit dem Antazidum Hydrotalcit behandelt wurden, unterstützen diese Ansicht (82). Bei einem relativ niedrigen Summenscore der Beschwerden in der Gesamtgruppe war nach vierwöchiger Therapie dann ein signifikanter Unterschied zwischen der Wismut-Gruppe und der Hydrotalcit-Gruppe festzustellen, wenn man nur Patienten mit einem Gastritis-Score von mehr als 11 von 16 erreichbaren Punkten oder nur Patienten mit höherem Beschwerde-Score in die Studie nahm.

Insgesamt hat es somit den Anschein, daß ein Teil der Patienten mit NUD von einer den Keim eliminierenden Therapie profitiert (44, 82, 99), während andere Subgruppen mehr von einer säurehemmenden Therapie oder von der Behandlung mit einem Prokinetikum Nutzen ziehen.

Funktionelle Störungen im Rahmen der akuten und chronischen H.-pylori-Gastritis

Motilitätsstudien bei Patienten mit einer Helicobacterinfektion der Magenschleimhaut haben bisher keine eindeutige Störung der Magenmotorik, insbesondere keine Hinweise auf eine beschleunigte oder verzögerte Entleerung ergeben.

Im Rahmen einer akuten B-Gastritis kann es aufgrund mehrerer Hinweise in der Literatur zu einer reversiblen Hypochlorhydrie oder Achlorhydrie kommen (17, 65). Im weiteren Verlauf wird von zahlreichen Autoren eine Hypergastrinämie gefunden, wobei die Angaben über eine gleichzeitige Hyperchlorhydrie zumindest bei Patienten ohne peptisches Ulkus widersprüchlich sind. *Bechi* u. Mitarb. (2) konnten bei H.p.-infizierten Patienten mit Non-Ulcer-Dyspepsia bei Anwendung der 24-Stunden-pH-Metrie keinen Unterschied gegenüber nicht-infizierten Patienten nachweisen.

Das Syndrom der akuten epidemischen Gastritis mit Achlorhydrie bzw. extremer Hypochlorhydrie ist aus dem eigenen Patientengut bereits seit 1973 bekannt (78). So hatten 4 von 20 Patienten mit Achlorhydrie und 9 von 18 Patienten mit einer extremen Hypochlorhydrie kein entsprechendes morphologisches Korrelat, sondern eine chronische Antrum- und Korpusgastritis ohne Atrophie der Korpusdrüsen. Sämtliche Patienten klagten über dyspeptische Beschwerden. Nicht auszuschließen ist, daß sich darunter auch einzelne Patienten mit Autoimmungastritis im frühen Stadium befunden haben. Eine ähnliche Beobachtung machten *Ramsay* u. Mitarb. (66) bei 17 von 37 gesunden Patienten, die an einer Sekretionsstudie teilgenommen haben. *Henning* hat bereits 1934 den Begriff der funktionellen Achylie geprägt (28).

Bei der atrophischen Korpusgastritis, die zu einer persistierenden Achlorhydrie führt, handelt es sich um die Autoimmungastritis vom Perniziosa-Typ, bei der die sekretorische Funktion schon frühzeitig beeinträchtigt sein kann, auch wenn noch Korpusdrüsen vorhanden sind. Sie kann durch den Nachweis von Parietalzell-Antikörpern erfaßt werden.

Bei der perniziösen Anämie findet man eine normale oder weitgehend normale Antrumschleimhaut. Ausnahmen sind jedoch seit langem bekannt, was zu Fehldeutungen führt. So weiß man seit den 70er Jahren, daß eine perniziöse Anämie auch mit Antrumgastritis und dann niedrigem Gastrin auftreten kann. Bei diesem Befund sind Belegzellantikörper häufig negativ (14, 78, 92).

Gelegentlich wird bei Perniziosa der serologische H.p.-Nachweis erbracht, was zu der Spekulation führte, ob nicht die A-Gastritis grundsätzlich mit einer helicobacterassoziierten Antrum-Gastritis beginnt. Nah dem heutigen Wissensstand wird man wohl davon auszugehen haben, daß die Helicobacterinfektion nicht die Ursache einer späteren perniziösen Anämie ist – möglicherweise durch Anstoßen autoimmuner Vorgänge –, sondern daß es sich um zwei voneinander unabhängige Schleimhauterkrankungen handelt, die in der Frühphase gelegentlich auch gemeinsam auftreten können.

Erosionen

Erosionen sind als Schleimhautdefekte definiert, die im Gegensatz zum Ulkus nicht über die Muscularis mucosae hinaus in die Tiefe reichen.

> Rein deskriptiv lassen sich die im Magen auftretenden Erosionen in flache und erhabene unterteilen. Akute Erosionen sind in der Regel flach, chronische erhaben. Beide Formen können Ausdruck einer B-Gastritis sein, beide sind dann nahezu ausschließlich im Antrum mit Überwiegen der präpylorischen Abschnitte lokalisiert und können gleichzeitig auftreten.

> Das typische endoskopische Bild einer aktiven H.-pylori-Gastritis zeigt rötlich-fleckige Veränderungen mit meist winzigen Erosionen, in der Regel ohne Hämatineinlagerungen und ohne frische Blutaustritte (Abb. 2, Farbtafel V). Diese Erosionen sind nur selten größer als 1 mm und oft nur am Biopsiepräparat als sog. Leistenspitzenerosion erkennbar. Entsprechende Veränderungen lassen sich auch am Bulbus duodeni nachweisen, wobei dort den rötlichen Fleckenbildungen gastrale Metaplasien zugrunde liegen. Wie häufig und unter welchen Bedingungen sich aus solchen Erosionen ein Ulkus entwickelt, ist unbekannt.

❖ Die erhabene Form der Erosion besitzt einen polypoiden Randwall mit zentraler Delle, in der man endoskopisch häufig, aber keinesfalls immer, eine winzige Nekrose erkennen kann. Diese Erosionen reihen sich nicht selten perlschnurartig in Längsrichtung des Magens aneinander und können dann das Bild polypoider Faltenwülste hervorrufen (Abb. 3, Farbtafel V). Der H. pylori läßt sich bei annähernd 100 % dieser Läsionen nachweisen. Diese Erosionsform macht wahrscheinlich keine Beschwerden, wenn keine stärker aktive Gastritis vorliegt.
Differentialdiagnostisch kommen hier alle kleinen pathologischen Schleimhautprozesse des Magens in Betracht, die die Schleimhaut vorwölben und an der Oberfläche erodiert sind, in erster Linie das Lymphom und das Frühkarzinom vom Typ I.

❖ Die Differentialdiagnostik der flachen Erosionen läßt sich erleichtern, wenn man Größe, Anzahl, Lokalisation, Hämorrhagien und assoziierte Läsionen berücksichtigt (89). Diese Angaben sind an den Pathologen weiterzuleiten, da sie zusammen mit dem Biopsiematerial aus dem Zentrum und der Umgebung der Erosion zu einer die Pathogenese berücksichtigenden Differentialdiagnose mit verwertet werden können.
Durch NSAR, vor allem durch Aspirin hervorgerufene Erosionen sind flach und finden sich im Bulbus duodeni, im Antrum, aber auch im Korpus. Sie haben gelegentlich bizarre Formen, sind meist größer und nicht selten mit tieferreichenden peptischen Läsionen assoziiert (Abb. 4, Farbtafel V).
Unzählige hämorrhagische Erosionen mit Hämatinfleck oder frischen Blutaustritten sind meist in der Korpusschleimhaut lokalisiert. Ursache sind neben NSAR Streß- und Schocksituationen, die zu Mikrozirkulationsstörungen führen.

❖ Rötliche Streifenbildungen, die sich vom Pylorus in Längsrichtung des Magens über mehrere Zentimeter nach kranial erstrecken können, sind durch den Reflux von Gallensäuren hervorgerufen und der sog. chemischen Gastritis zuzuordnen. In diesen Abschnitten findet man keinen Lymphfollikel und keinen Helicobacter pylori. Es bestehen nämlich Hinweise dafür, daß Gallensäuren das Wachstum des Helicobacter pylori hemmen (45).

Peptisches Ulkus

Epidemiologie

Die Epidemiologie des peptischen Magen-Duodenalulkus hat sich in den letzten 100 Jahren gewandelt. Fand man im vergangenen Jahrhundert noch überwiegend ein Ulcus ventriculi (U.v.), so überwiegt bereits in der 1. Hälfte unseres Jahrhunderts das Ulcus duodeni (U.d.), welches etwa doppelt so häufig wie das Ulcus ventriculi angetroffen wird. Die höchste Inzidenz liegt beim Ulcus duodeni etwa in der Mitte der 5. Lebensdekade. Patienten mit einem U.v. sind nach eigenen Untersuchungen (77) 10–15 Jahre älter als Patienten mit einem U.d.

In der Bundesrepublik Deutschland rechnet man mit einer Prävalenz des peptischen Ulkus von 2 %; man schätzt, daß etwa 10 % im Laufe des Lebens daran erkranken. International beobachtet man in den beiden letzten Jahrzehnten eine Abnahme der Ulkusinzidenz.

Bei insgesamt 201 754 Krankmeldungen und 4 273 026 Arbeitsunfähigkeitstagen mit fast 1 Mio. Krankenhaustagen allein bei den Pflichtversicherten ohne Rentner in den alten Bundesländern einschl. Westberlin zeigt sich die volkswirtschaftliche Bedeutung dieses Leidens. Im gesamten Bundesgebiet sterben an den Folgen jährlich mehr als 4000 Menschen (Tab. 2 u. 3).

Disponierende Faktoren

Das peptische Ulkus ist ein Beispiel für die genetische Heterogenität, die dann vorliegt, wenn derselbe klinische Phänotyp durch mehrere unterschiedliche *genetische Effekte*, jeder mit seinem eigenen Vererbungsmuster, sowie durch ein oder mehrere *Umweltfaktoren* hervorgerufen werden kann. Genetische Faktoren, wie z. B. Blutgruppe 0 und Non-Sekretor-Status, gelten als gesichert.

Tab. 2 Häufigkeit der Arbeitsunfähigkeit im Falle eines peptischen Ulkus bei den Pflichtmitgliedern der Krankenkassen, ohne Rentner in den alten Bundesländern einschließlich West-Berlin im Jahre 1989. Aufgliederung nach Magenulkus und Duodenalulkus. Vergleichszahlen bei Gastritis und Duodenitis. Quelle: Bundesminister für Arbeit und Sozialordnung 1989.

	Ulcus ventriculi	Ulcus duodeni	Angabe ohne Lokalisation	Gesamt-Gruppe	Gastritis Duodenitis
Arbeitsunfähigkeit	81 246	117 950	2 558	201 754	645 512
Männer	58 890	87 871			389 085
Frauen	22 356	30 079			256 427
Arbeitsunfähigkeitstage	1 814 078	2 405 239	53 709	4 273 026	6 246 830
Männer	1 342 586	1 834 323			3 947 228
Frauen	471 492	570 916			2 299 602
Tage je Fall		22,33	20,39	21,0	

Tab. 3 Sterbefälle beim peptischen Ulkus in Gesamtdeutschland im Jahre 1991. Quelle: Statistisches Bundesamt. Pharmakon und H.p.-Status – Peptische Läsionen.

Sterbefälle – Ulkus	
Ulcus ventriculi	2 764
männlich	1 236
weiblich	1 528
Ulcus duodeni	1 234
männlich	649
weiblich	585
Ohne Sitzangabe	95
männlich	49
weiblich	46

20–50 % der Patienten mit einem Duodenalulkus haben eine positive Familienanamnese; Verwandte ersten Grades müssen mit einem 2–3fachen Risiko gegenüber einer Vergleichsgruppe rechnen (49).

Hinsichtlich der Pathogenese des peptischen Ulkus gilt nach wie vor das Diktum von *Schwartz* aus dem Jahre 1910, daß es ohne sauren Magensaft kein peptisches Ulkus gibt.

Als wesentlicher Umweltfaktor sowohl für das U.v. als auch für das U.d. ist heute der Helicobacter pylori unumstritten. Eine Infektion findet man bei fast 100 % der Patienten mit U.d. und bei etwa 80–90 % mit einem U.v., wenn die Einnahme von NSAR ausgeschlossen ist. Diese Medikamente sind bei mehr als 50 % der Patienten über 50 Jahre die Ursache von Magen-Duodenalblutungen.

Daß aber kaum 20 % der Patienten mit einer H.-pylori-Gastritis ein peptisches Ulkus entwickeln, hängt vermutlich von der Pathogenität unterschiedlicher Helicobacterstämme und von der Disposition der infizierten Person ab. Liegt aber eine H.-pylori-Gastritis vor, so ist das Risiko, ein U.d. zu bekommen, etwa 20mal höher als das Risiko bei normaler Antrumschleimhaut (75).

Die pathogenetische Bedeutung des Helicobacter pylori wird dadurch unterstrichen, daß Präparate, die zu einer Elimination des Keimes führen, das Ulkus innerhalb von 6 Wochen nur dann in einem hohen Prozentsatz abheilen lassen, wenn eine B-Gastritis vorliegt, während die Säurereduktion bei Patienten mit und ohne H.p. in gleicher Weise wirksam ist (Tab. **4**) (29).

Tab. 4 Pharmakon und H.p.-Status bei peptischen Läsionen. Wirksamkeit von kolloidalem Wismut auf die Ulkusheilung vom Helicobacterstatus abhängig. Wirksamkeit eines H$_2$-Blockers unabhängig vom H.p.-Status. *Humphries* et al. 1988 (29).

Therapie mit (6 Wochen)	initialer H.p.-Status pos.	neg.
CBS: geheilt	82 %	42 %
CIM: geheilt	70 %	67 %

Humphries et al. 1988

Diagnostik

Patienten mit U.d. haben, mit Ausnahme des präpylorischen Ulkus, eine höhere Basal- und Gipfelsekretion als Patienten mit U.v. Etwa 50 % dieser Patienten produzieren Säure oberhalb der Norm, die jedoch nicht eindeutig definiert ist. Die Sekretionsleistung des Magens nimmt mit dem Abstand des Ulkus vom Pylorus ab (Abb. **5**). Beim Fehlen einer therapeutischen Konsequenz hat die Säuresekretionsanalyse an Bedeutung verloren, sieht man vom Zollinger-Ellison-Syndrom ab. Auch eine prognostische Bedeutung ist dieser Untersuchungsmethode abzusprechen, da extrem hohe Säurewerte bei freiwilligen Probanden gefunden wurden, die auch im weiteren Verlauf nie ein peptisches Ulkus entwickelt haben. Der wesentlich aussagekräftigere Prognoseparameter ist der Helicobacter pylori, der sich bei jeder endoskopischen Untersuchung ohne größeren Aufwand nachweisen läßt.

Es ist bekannt, daß Patienten mit einem U.d. und B-Gastritis mehr basales und stimulierbares Gastrin produzieren als eine Vergleichsgruppe ohne B-Gastritis. Nach der Eradikation des H.p. fällt das stimulierbare Gastrin ab (24, 48), was jedoch keinen sicheren Rückgang der Säuresekretion zur Folge hat (57).

> Typische Symptome des peptischen Ulkus sind epigastrische, meist präprandiale Beschwerden, die sich durch Nahrungszufuhr bessern, da vor allem proteinhaltige Speisen die Säure für 1 bis 1½ Stunden neutralisieren können. Hinzu kommen Symptome wie Übelkeit, Völlegefühl, Sodbrennen und Erbrechen. Aus der Symptomatik allein läßt sich jedoch nicht sicher auf ein peptisches Ulkus schließen. Verhältnismäßig hoch ist der Prozentsatz asymptomatischer Ulzera. Blutungen sind häufige Komplikationen.
> Die diagnostische Methode der Wahl ist die Endoskopie. Diese ist zuverlässiger und wesentlich aussagekräftiger als die Röntgenuntersuchung. Hiermit lassen sich auch die einzelnen Abheilungsstadien mit linearen Restulzerationen, Faltenstern sowie mit roter und weißer Narbe abgrenzen.

Die Endoskopie bietet ferner die Möglichkeit einer Gewebsprobenentnahme, womit sich rasch der Nachweis der H.p.-Infektion führen läßt. Hauptlokalisation sind die kleine Kurvatur im Angulusbereich sowie der Bulbus duodeni. Das präpylorische Ulkus neigt zu verzögerter Abheilung.

Atypische Lokalisationen, vor allem Vorderwand und große Kurvatur des Korpusbereiches, sind stets tumorverdächtig. Im Gegensatz zum typischen peptischen Ulcus duodeni sind beim Magenulkus grundsätzlich Proben aus dem Ulkusrand, der näheren Ulkusumgebung sowie bei flachen Läsionen auch aus dem Ulkusgrund erforderlich, damit kein sekundär ulzeriertes Schleimhautkarzinom übersehen wird. Die endoskopischen Befunde mit exakter Beschreibung auch vorhandener Zweitläsionen und deren Lokalisation sollten gewissenhaft an den Pathologen weitergeleitet werden. Die Differentialdiagnose vor allem des Magenulkus ist umfangreich (Tab 5).

Durch NSAR hervorgerufene Ulzerationen sind nicht selten bizarr und weniger scharf be-

Tab. 5 Differentialdiagnose des gutartigen peptischen Ulkus.

Differentialdiagnose des peptischen Ulkus
Ulzeriertes Frühkarzinom (Typ III, II c + III, IIa / IIb + III)
Lymphom
Schleimhautschäden durch NSAR
Morbus Crohn
Vaskulitis
Eosinophile Gastritis
Amyloidose

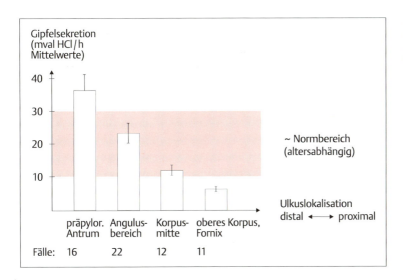

Abb. 5 Gipfelsekretion (PAO) beim Magen-Duodenalulkus unterschiedlicher Lokalisation (aus 77).

grenzt. Sie sind häufig multipel und werden meist zusammen mit akuten Erosionen angetroffen. Bei Verdacht auf ein Frühkarzinom ist vor allem auf Veränderungen im Bereich des Ulkusrandes zu achten. Die Abheilung der Läsion ist kein Kriterium für die Benignität des Prozesses (Abb. **6**, Farbtafel **VI**).

Problem der Ulkuskrankheit

Die Ulkusheilung ist vor allem bei Rauchern, bei größerem Ulkus sowie bei multiplen Ulzera verzögert. Weitere Risikofaktoren sind der Tab. 6 zu entnehmen.

Ulkuspatienten bleiben immer rezidivgefährdet. Auch nach Abheilung haben, in Abhängigkeit von der Anzahl der vorausgegangenen Ulkusschübe, bis zu 75 % mit einem Rezidiv zu rechnen.

Die *Ruder-Studie* hat anhand eines sehr großen Patientengutes mit rezidivierendem U.d.-Leiden gezeigt, daß durch Säurereduktion mit einem H_2-Blocker am Abend die Rezidivrate im ersten Jahr auf 13 % gesenkt werden kann. Unter den Risikofaktoren für das Rezidiv sind Rauchen, Streß und schwere körperliche Arbeit die bedeutendsten (Tab. 7). Ein auffälliges Ergebnis dieser Studie ist ferner, daß Patienten, die unter der Prophylaxe NSAR einnehmen, weniger rezidivgefährdet sind als diejenigen ohne NSAR. Eine Erklärung gibt wohl der Helicobacter pylori, der in der Gruppe ohne NSAR-Einnahme die alleinige Ursache des Ulcus duodeni ist und offensichtlich häufiger zu Rezidiven führt, als NSAR bei kontinuierlicher, möglicherweise geringerer Einnahme.

Eine Möglichkeit, Rezidive zu vermeiden und das U.d.-Leiden zu heilen, ohne daß eine weitere kostspielige Prophylaxe erforderlich ist, bietet die Eradikation des H.p., über die an anderer Stelle des Buches berichtet wird. Ist der Keim eradiziert, hat nach den Ergebnissen von *Borody* (5) auch das Rauchen keinen negativen Einfluß mehr.

Additive Effekte von B-Gastritis und NSAR bei der Entstehung peptischer Läsionen?

Die Frage, ob die helicobacterassoziierte B-Gastritis die durch NSAR hervorgerufenen Schleimhautläsionen begünstigt, ist von klinischem Interesse, da die B-Gastritis mit dem Alter zunimmt und gerade ältere Menschen in einem hohen Prozentsatz Antirheumatika und Acetylsalicylsäure als Thrombozytenaggregationshemmer einnehmen. Fest steht, daß auch ältere Patienten mit diesen Substanzen häufiger peptische Läsionen entwick-

Tab. 6 Risikofaktoren für die Heilung des Ulcus duodeni. Ergebnisse der Ruder-Studie bei mehr als 2000 Patienten.

Risikofaktoren für die Heilung des Ulcus duodeni
Rauchen
Ulkus > 15 mm
Multiple Ulzera
Langsame Heilung in der Anamnese
Arbeitslosigkeit
Narbige Bulbusdeformität nach Abheilung
Hohe Kalorienbilanz
Komplikationen in der Anamnese

Tab. 7 Risikofaktoren für das Ulkusrezidiv. Ergebnisse der Ruderstudie bei mehr als 2000 Patienten. Peptische Läsionen bei Einnahme von NSAR (Postmortem-Untersuchungen).

Überprüfung der 7 Hypothesen	(n)	2-Jahres-Rezidivrate
Raucher und ehemalige Raucher	1 438	24,3 % ***
Nichtraucher	461	18,0 %
Streß (Arzturteil)	527	26,9 % **
kein Streß (Arzturteil)	1 372	21,1 %
Schwere und schwerste körperliche Arbeit	222	29,3 % *
Mittlere und leichte körperliche Arbeit	1 677	21,9 %
Mehr als 1 Rezidiv in den 2 Jahren vor der Studie	1 655	23,5 % *
1 Rezidiv in den letzten 2 Jahren vor der Studie	234	17,5 %
Bulbusveränderungen bei Abheilung	1 218	24,2 % *
Keine Bulbusveränderungen	681	20,1 %
NSAR	175	16,6 % *
Keine NSAR	1 724	23,4 %
Symptome trotz Heilung	562	26,0 % *
Keine Symptome bei Heilung	1 337	21,4 %

***$p \leq 0,005$ **$p \leq 0,01$ *$p \leq 0,05$

len als jüngere, bei denen der Helicobacter seltener gefunden wird. Die durch beide Noxen hervorgerufenen Läsionen befallen bevorzugt die Antrumschleimhaut.

Die klinische Bedeutung eines Zusammenhanges zeigen die Untersuchungsergebnisse bei 713 obduzierten Patienten, von denen vor dem Tode 249 NSAR eingenommen hatten. Von diesen hatten 21,7 % Magen-Duodenalulzera gegenüber 12,3 % in der Kontrollgruppe. 5,6 % der Patienten mit NSAR waren an den Folgen einer Blutung aus peptischen Läsionen verstorben (1).

Hinsichtlich der Pathogenese wäre denkbar, daß chemische Gastritis und B-Gastritis unabhängig voneinander das Ulkusrisiko erhöhen. NSAR aktivieren Leukozyten mit Bildung freier Sauerstoff-Radikale (46, 47).

Für einen Zusammenhang spricht die Studie von *Jones* u. Mitarb. (31), die zu dem Ergebnis kamen, daß ein serologischer H.p.-Nachweis bei der Einnahme von NSAR streng mit einer vorausgegangenen Ulkusanamnese korrelierte, die Schwere der durch NSAR hervorgerufenen dyspeptischen Beschwerden voraussagte und einen deutlichen Zusammenhang mit früheren Beschwerden auf NSAR ergab.

In einer anderen Studie wurden bei Patienten, die solche Präparate eingenommen hatten, im Falle einer B-Gastritis doppelt so häufig Ulzera gefunden als bei Patienten ohne Infektion der Magenschleimhaut (93). *McCarthy* (47) hält die H.-pylori-Gastritis und die nicht-steroidalen Antirheumatika beim Magenulkus als additive Risikofaktoren, während er beim Duodenalulkus der H.p.-Infektion den entscheidenden pathogenetischen Faktor bei NSAR-Einnahme zuschreibt.

Das Argument, daß zahlreiche Patienten, die NSAR einnehmen, peptische Ulzera auch ohne H.-pylori-Gastritis entwickeln, spricht nicht gegen die Annahme eines Zusammenhanges, sondern zeigt lediglich, daß für die Entwicklung peptischer Läsionen bei Einnahme dieser Präparate eine B-Gastritis nicht Voraussetzung ist.

Trotzdem bleibt bei peptischen Läsionen im Rahmen der Zufuhr von NSAR die für Therapie und Prophylaxe so wichtige Rolle des Helicobacter pylori unklar. So traten in anderen Studien gleich häufig peptische Läsionen auf, unabhängig davon, ob eine B-Gastritis vorlag oder nicht (22, 35, 37).

B-Gastritis und Magenkarzinom

Die atrophische Gastritis vom Perniziosa-Typ (sog. A-Gastritis) ist seit langem als präkanzeröse Situation bekannt. Ein regelmäßiger Befund dieser genetisch determinierten Gastritis ist die intestinale Metaplasie. Seit vielen Jahren wird mit einer mehr oder weniger indirekten Beweisführung der Frage nachgegangen, ob auch die B-Gastritis als präkanzeröse Situation aufzufassen ist.

- Geht man vom Magenkarzinom aus, so findet man bei 64–94 % der Patienten eine H.-pylori-Gastritis (58, 64, 72, 97). Schon in früheren Jahren wurde ein Zusammenhang zwischen den stärkeren Formen der Gastritis und vor allem dem intestinalen Typ des Karzinoms nach *Lauren* beschrieben (13, 81).
- Stufenbiopsien bei 76 eigenen Patienten mit einem Magenkarzinom ergaben eine diffuse Gastritis bei 93,5 %, lediglich 6,5 % der Patienten hatten eine normale Antrumschleimhaut, nur ein Patient eine klassische Perniziosa-Konstellation, was auf die niedrige Prävalenz der A-Gastritis zurückzuführen ist (81).
- Auffällig ist, daß beim Kardiakarzinom etwa um die Hälfte seltener eine B-Gastritis gefunden wurde als bei der Gesamtgruppe (58, 64, 97).
- Die Zusammenhangsfrage wird dadurch erschwert, daß das Magenkarzinom meist bereits jenseits des 50. Lebensjahres auftritt und die H.-pylori-Gastritis mit dem Alter zunimmt.
- Die Ergebnisse von 3 prospektiven Studien aus dem Jahre 1991 haben das besondere Interesse an der Zusammenhangsfrage zwischen einer Helicobacterinfektion und der späteren Entstehung eines Magenkarzinoms geweckt (15, 58, 64). Die Autoren hatten Serum im Rahmen einer Koronarstudie eingefroren und nach einer Beobachtungszeit von 6–14 Jahren diejenigen Patienten mit einer tumorfreien Gruppe verglichen, die in diesem Zeitraum ein Magenkarzinom entwickelt haben. Das Eintrittsalter der Patienten betrug durchschnittlich 54 bzw. 59 Jahre (Tab. 8). Es zeigte sich, daß der Prozentsatz der Helicobacterinfektionen, nachgewiesen durch den IgG-Antikörper, bei den Patienten, die ein Karzinom entwickelt hatten, um mehr als 20 % höher lag als bei den Vergleichsgruppen. Die Ergebnisse sind signifikant. Nach den Berechnungen von *Nomura* u. Mitarb. waren 63 % der Karzinome auf den Helicobacter zurückzuführen (58).

> Bewertet man die bisher vorliegenden Ergebnisse kritisch, so läßt sich ein Zusammenhang zwischen der Helicobacterinfektion und der späteren Entwicklung eines Magenkarzinoms nicht mehr leugnen. Die in frühen Jahren erworbene H.-pylori-Gastritis dürfte dabei aber nur einen Co-Faktor darstellen, da sämtliche Statistiken auch unterschiedlich hohe Anteile von Tumorpatienten aufwiesen, bei denen ursprünglich keine Helicobacterinfektion nachzuweisen war. Bei *Nomura* (58) und *Parsonnet* (64) waren es 4 bzw. 16 %, bei *Forman* 31 %.

Tab. 8 Ergebnisse von 3 prospektiven Studien an Teilnehmern eines Koronarprogrammes. H.p.-Nachweis am eingefrorenen Serum von Patienten mit späterem Karzinom signifikant häufiger als bei einer Kontrollgruppe ohne Karzinomentwicklung (15, 58, 64).

Autor	*Nomura* et al. 1991	*Parsonnet* et al. 1991	*Forman* et al. 1991
Alter bei Studienbeginn (Mittelwert)	59	53,7	54
Verlaufsbeobachtung (Jahre)	13	14	6
Patienten mit Magenkarzinom (n)	109	109	29
H.p. +	96 %	84 %	69 %
Kontrollgruppe (n)	109	109	116
H.p. +	76	61 %	47 %

Tab. 9 Berechnetes Magenkarzinom-Risiko bei Patienten mit B-Gastritis (Odds-ratio). Gesamtgruppen teilweise mit besonders gefährdeten Untergruppen von 6 Autoren (15, 58, 64, 76, 97, 98). Atrophische Korpusgastritis bei Sipponen in der Regel A-Gastritis.

Autoren	Magenkarzinomrisiko (Odds-ratio)
Nomura et al. 1991	
Gesamtgruppe	6,0
Untergruppen	
Hoher IgG-Titer	7,6
Pept. Ulkus unberücksichtigt	9,5
Beobachtungszeit > 10 Jahre vor Diagnose	10,5
*Parsonne*t et al. 1991	
Gesamtgruppe	3,6
Untergruppen	
Schwarze	9
Vorausgeg. Op.	17
Frauen	18
Talley et al. 1991	
Gesamtgruppe	2,67
Forman et al. 1991	
Gesamtgruppe	2,77
Sipponen 1992	
Gesamtgruppe	1,8
Untergruppen	
H.p.-pos. Pangastritis	2,4
H.p.-pos. Gastritis in Altersgruppe 30–49	6,1
Atrophische Korpusgastritis (A-Gastritis)	12,7
The Eurogast-Study-Group	
Gesamtgruppe	6

Es fehlt in der Literatur nicht an Berechnungen des relativen Karzinomrisikos (Odds-ratio). Dieses schwankt zwischen 1,8 und 6,0 %. Bei näherer Differenzierung im Hinblick auf Alter, Geschlecht, Anamnese, Beobachtungszeit sowie unter Berücksichtigung der Höhe des IgG-Titers steigt das Risiko jedoch deutlich an. So fanden *Nomura* u. Mitarb. (58) das 7,6fache Risiko bei hohem IgG-Titer und das 10,5fache bei einer Beobachtungszeit von mehr als 10 Jahren (Tab. 9).
Weitere, indirekte Hinweise, die für einen Zusammenhang zwischen der B-Gastritis und dem Magenkarzinom sprechen, sind in Tab. **10** angeführt. Dabei ist auch der wegen eines peptischen Ulkus resezierte Magen erwähnt, der das klassische Modell eines ausgewählten Patientengutes mit ursprünglich starker H.p.-Besiedelung darstellt und der das 2–3fache Karzinomrisiko hat. Daß man im distalen Anteil des B-II-Magens spä-

Tab. 10 Indirekte Zeichen eines Zusammenhanges zwischen B-Gastritis und Magenkarzinom.

1. Hohe H.p.-Prävalenz in Populationen mit hohem Karzinomrisiko.
2. Karzinom bei Männern mit höherer H.p.-Infektionsquote häufiger als bei Frauen.
3. Karzinom im Antrum mit meist stärkerer B-Gastritis häufiger als im Korpus.
4. B-II-Magen, das klassische Modell eines ausgewählten Patientengutes mit ursprünglich sehr hoher H.p.-Besiedelung und erhöhtem Karzinomrisiko.
5. Hohe Prävalenz der intestinalen Metaplasie bei chronischer H.p.-Infektion und beim Magenkarzinom – Antrum in beiden Fällen häufiger befallen als Korpus.
6. Familiäre Häufung neben genetischer Komponente möglicherweise auch Folge der intrafamiliären Helicobacterübertragung.

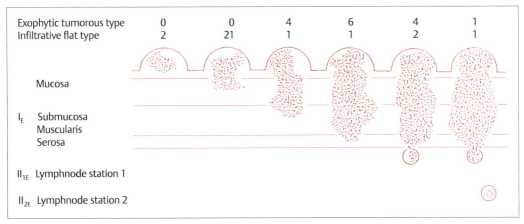

Abb. 8 Tiefenausdehnung des Magenlymphoms bei 43 Patienten. Stadieneinteilung nach der von *Musshoff* modifizierten Ann-Abor-Klassifikation (aus 74).

ter aber relativ selten den Helicobacter pylori findet, hängt mit dem Galleflux zusammen, der ein für diesen Keim ungünstiges Milieu schafft.

Vieles spricht dafür, daß der intestinalen Metaplasie der Magenschleimhaut die Schlüsselrolle bei der Pathogenese des Karzinoms zukommt. Dieses resorptive Gewebe für Umweltgifte bzw. Onkogene wird beim Magenkarzinom in den distalen Abschnitten, wo auch der Tumor bevorzugt lokalisiert ist, häufiger angetroffen als in den proximalen (81). pH-Verschiebung, exogene Faktoren wie Vitamin-C-Mangel, Nitrosamine, extreme Kochsalzzufuhr, gesteigerter Zellumsatz, Mutationsfaktoren, Blutgruppe, Geschlecht und genetische Faktoren stellen weitere Risikofaktoren dar (60).

Aufgrund der zahlreichen Hinweise dafür, daß zwischen der H.-pylori-Gastritis und dem Magenkarzinom ein Zusammenhang besteht, könnte sich als Konsequenz ergeben, daß man beim Nachweis einer H.p.-Infektion der Magenschleimhaut – auch ohne peptisches Ulkus – bereits im jugendlichen Alter eine Keimeradikation herbeiführt.

B-Gastritis und lymphatische Hyperplasie – Lymphom

Normalerweise enthält die Magenschleimhaut kein lymphatisches Gewebe. In jüngerer Zeit haben jedoch mehrere Autoren darauf hingewiesen, daß sich dort lymphatisches Gewebe als Reaktion auf eine Infektion mit H. pylori entwickeln kann (84, 104). Wölben Lymphoidzellfollikel die Schleimhaut vor, so spricht man von der sog. Gänsehaut des Magens (Abb. **7**, Farbtafel **VI**)

Lymphatisches Gewebe konnte bei 28% von 450 Patienten mit B-Gastritis nachgewiesen werden (101). Die höchsten IgG-Antikörper-Spiegel wurden bei den Patienten gefunden, deren Antrumschleimhaut prominente Lymphoidzellenfollikel aufwies (16). Aus diesem lymphatischen Gewebe kann sich allem Anschein nach ein für den Verdauungskanal typisches Malt-Non-Hodgkin-Lymphom (M-NHL) entwickeln. Mit einem Helicobacternachweis bei mehr als 90% von 110 bzw. 160 Magenresektionspräparaten (88, 101) konnte auch ein Zusammenhang mit dem Malt-Lymphom statistisch belegt werden.

Das Malt-Lymphom des Magens entspricht nach der von *Musshoff* (1975) modifizierten Ann-Abor-Klassifikation in den meisten Fällen den Stadien Ie (ohne Lymphknoten), seltener den Stadien II 1e (zusätzlicher Befall regionärer Lymphknoten) sowie II 2e (Befall von nicht mehr regionären Lymphknoten) (73, 74) (Abb. **8**).

Hinsichtlich der Tiefenausdehnung (T-Stadium) hat es sich als sinnvoll erwiesen, die Magenlymphome wie Magenkarzinome zu beurteilen und von einem Frühlymphom dann zu sprechen, wenn der Tumor maximal Mukosa und Submukosa erfaßt hat. Von 94 Magenresektionspräparaten ergaben 48% noch Frühlymphome (86).

Diagnose und Differentialdiagnose

Die Frühdiagnose gewinnt auch deshalb an Bedeutung, weil ein signifikanter Zusammenhang zwischen dem Malignitätsgrad und der Tiefeninfiltration nachzuweisen ist (86).

Die wichtigste endoskopische Differentialdiagnose des M-NHL ist das Magenkarzinom mit uncharakteristischen Beschwerden und dem Ulkusschmerz beim ulzerierten Typ.

Das endoskopische Bild ist vielgestaltig: Mehr als 50 % der M-NHL weisen ein flaches, mehr infiltrierendes Wachstum auf, in Form kleiner flacher polypoider Erhabenheiten, flacher Ulzerationen, versenkter Schleimhautareale mit Faltenabbruch sowie in Form von Faltenwülsten und granulomatösen Veränderungen (Abb. 9, Farbtafel VII). Dementsprechend ist die makroskopische Differenzierung schwierig und in kaum mehr als 50 % der Fälle möglich (86). Diese flachen Formen entsprechen in etwa 60 % dem Frühlymphom (74). Ulzera können analog dem Frühkarzinom wieder heilen und machen einen sog. malignen Zyklus durch.

■ Die schwierige histologische Differentialdiagnose erfordert eine subtile bioptische Technik. Während bei der exophytisch tumorösen Form durchschnittlich 1½ Biopsie-Serien erforderlich sind, wird eine korrekte Diagnose beim flachen infiltrierenden Wachstum durchschnittlich erst nach mehr als 3 Untersuchungen gestellt (73). Die Tiefenausdehnung sowie regionale Lymphknoten lassen sich endosonographisch gut objektivieren. ■

Therapie und Prognose

Im Falle einer kurativen Magenresektion ist die Prognose vor allem beim Frühlymphom hervorragend. Die lymphombezogene 5-Jahres-Überlebensrate beträgt dann in den Stadien Ie und IIe 88 % (74). Nur im fortgeschrittenen Stadium und bei nicht kurativer Resektion sind im allgemeinen zusätzliche Maßnahmen, wie Strahlentherapie und/oder Chemotherapie, erforderlich.

Für die Differentialdiagnose „reaktive Lymphoidzelleninfiltrate" und „Malt-Lymphom" kann die erfolgreiche Behandlung der B-Gastritis herangezogen werden, da sich nach Eradikation des Keimes diese Infiltrate zurückbilden (88). Einzelne Kasuistiken weisen inzwischen sogar darauf hin, daß sich auch Malt-Lymphome niedrigen Malignitätsgrades unter der Therapie zurückbilden können (90, 102).

Faltenwülste

Das Faltenrelief des Magens kann bei dem gleichen Patienten größeren Schwankungen unterworfen sein. Es ist mit Ausdruck der Funktion der Muscularis mucosae und der Muscularis propria sowie des Füllungs- und Dehnungszustandes des Magens. Fehlende Verstreichbarkeit läßt auf eine Beteiligung der Submukosa schließen, da die Schleimhaut mit einer normalen Höhe von 0,6 bis 0,8 mm im Falle einer Hyperplasie maximal nur durchschnittlich 3 mm erreicht, wenn nicht eine tumoröse Hyperplasie vorliegt (79). Der Diagnose von Faltenwülsten ist definitionsgemäß die fehlende Verstreichbarkeit durch Luftinsufflation zugrunde zu legen (Abb. 10, Farbtafel VII). Morphologisch unterscheidet man 3 Ursachen:
1. Die Hyperplasie (glandulär, auch tumorös, oder foveolär).
2. Die Entzündung mit mehr oder weniger ausgeprägter foveolärer Hyperplasie, von *Schindler* die hypertrophische proliferative Gastritis (mit intaktem Drüsenapparat) genannt.
3. Diffus wachsende Tumoren (Lymphom und Siegelringzellkarzinom).

Eine sehr seltene Sonderform mit extremer foveolären Hyperplasie und Riesenfalten, die mit einem enteralen Eiweißverlust einhergeht, ist als sog. Ménétrier-Syndrom bekannt, obwohl der Erstautor mehr makroskopische Kriterien zugrunde gelegt hat. Das klassische Ménétrier-Syndrom imponiert endoskopisch durch ausgeprägte Schleimansammlungen zwischen den Faltenwülsten (Abb. 11, Farbtafel VII) (79).

Nach neueren Erkenntnissen sind Riesenfalten die Konsequenz einer schweren und sehr aktiven H.-pylori-Gastritis (6, 56, 85). Im Gegensatz zu der sonst im Antrum stärker ausgeprägten B-Gastritis, die im Rahmen chronischer, aneinander gereihter Erosionen ebenfalls Wulstbildungen hervorrufen kann, sind die Riesenfalten ausschließlich im Korpus und Fundus lokalisiert. Es besteht Grund zu der Annahme, daß auch das seltene Ménétrier-Syndrom die gleiche Ätiologie hat.

■ Klinisch werden von den meisten Patienten uncharakteristische epigastrische Beschwerden, wie Völle- und Druckgefühl, Brennen, Übelkeit mit und ohne Erbrechen sowie stechende und krampfartige Schmerzen, angegeben. *Stolte* hat bei 138 Patienten mit Riesenfaltenbildung nachgewiesen, daß die H.-pylori-Besiedelung, der Grad der Gastritis und die Aktivität der Gastritis viel stärker ausgeprägt waren als bei einer Vergleichsgruppe mit B-Gastritis, aber ohne Riesenfalten (91). Die Keimeradikation resultiert meist in einer Heilung der Gastritis und der Rückbildung der Riesenfalten (91).

Schlußfolgerungen

❖ Trotz der Erkenntnisse von *Konjetzny* im Jahre 1927 über die Bedeutung der Gastritis für die Ulkusentstehung und deren Bestätigung Ende der 60er und Anfang der 70er Jahre wurde die heute mit „B" bezeichnete H.-pylori-Gastritis über Jahrzehnte nur halbherzig beachtet. Sie ist als Ursache des klinisch und volkswirtschaftlich so bedeutsamen nicht NSAR-bedingten Ulkusleidens kaum noch umstritten.
❖ Neben weiteren Magenerkrankungen, deren Pathogenese verständlich geworden ist, besteht wahrscheinlich auch ein Zusammenhang mit dem Karzinom und dem Lymphom.
❖ Die verschiedenen Methoden der Keimeradikation bieten nicht nur die Möglichkeit, die B-Gastritis und somit das Ulkusleiden zu heilen; durch die Behandlung junger, mit dem Helicobacter-pylori-infizierter Patienten ergibt sich vermutlich die Chance, eine primäre Prävention des Magenkrebses zu betreiben. Für die endgültige Bestätigung dieser Auffassung sind weitere Forschungen erforderlich.

> Den Skeptikern möchte man mit einem Ausspruch von *Charles Darwin* antworten:
> – „Wer dazu neigt, den unklaren Problemen mehr Bedeutung als den Tatsachen beizumessen, wird gegen meine Theorie sein. Mit Vertrauen blicke ich jedoch auf junge zielstrebige Naturforscher, die unvoreingenommen beide Seiten eines Problems betrachten".

Literatur

[1] *Allison, M. C., G. Allan, M. B. Howatson, C. J. Torrance, F. D. Lee, R. I. Russel:* Gastrointestinal damage associated with the use of nonsteroidal antiinflammatory drugs. New Engl. J. Med. 327 (1992) 749–754

[2] *Bechi, P., R. Dei, A. Amorosi, G. Marcuzzo, C. Cortesini:* Helicobacter pylori and luminal gastric pH. Relationships in non ulcer dyspepsia. Dig. Dis. Sci. 37 (1992) 378–384

[3] *Bernersen, B., R. Johnsen, L. Bostad, B. Straume, A. J. Sommer, P. G. Burhol:* Is Helicobacter pylori the cause of dyspepsia? Brit. med. J. 304 (1992) 1276–1279

[4] *Borody, T. J., W. Hennessy, G. Daskalpoulas, J. Carrick, S. Hazell:* Double-blind trial of De-Nol in non-ulcer dyspepsia associated with Campylobacter pyloridis gastritis (Abstract). Gastroenterology 92 (1987) 1324

[5] *Borody, T. J., L. L. George, S. Brandl, P. Anrews, E. Jankiewicz, N. Ostapowicz:* Smoking does not contribute to duodenal ulcer relapse after Helicobacter pylori eradication. Amer. J. Gastroenterology 87 (1992) 1390–1393

[6] *Choloupka, J. C., B. B. Gay, D. Caplan:* Campylobacter gastritis simulating Ménétrier's disease by upper gastrointestinal radiography. Pediatr. Radiol. 20 (1990) 200–201

[7] *Chow, T. K. F.:* Differences in Peptic Ulcer and Helicobacter Pylori Prevalence in an Urban and Rural Population. Gastroenterology 102, 4, Part 2 (1992) A50, Abstract

[8] *Chung, H., L. T. Ch. Chung:* Campylobacter pyloridis infection of gastric mucosa in the high and low risk areas of gastric cancer in Liaoning province. Lancet 335 (1990) 728

[9] *Collins, R. A., S. Beattie, H. Hamilton, C. A. O'Morain:* Person to person transmission of Helicobacter pylori. Gastroenterology 102, 4, Part 2 (1992) A52 Abstract

[10] *Craanen, M. E., W. Dekker, P. Blok, J. Ferwerda, G. N. J. Tytgat:* Intestinal Metaplasia and Helicobacter pylori: an endoscopic bioptic study of the gastric antrum. Gut 33 (1992) 16–20

[11] *Deluca, V. A.:* No acid, no polyps. No active gastritis, no dyspepsia. A proposal. J. clin. Gastroenterol. 11 (1989) 127–131

[12] *Drumm, B. et al.:* Intrafamiliar clustering of Helicobacter pylori-Infection. New Engl. J. Med. 322 (1990) 359–363

[13] *Elster, K., A. Thomasko:* Klinische Wertung der histologischen Typen des Magenfrühkarzinoms – Eine Analyse von 300 Fällen. Leber Magen Darm 8 (1978) 319

[14] *Flejou, J. F., P. Bahame, A. C. Smith, R. W. Stockbrugger, J. Rode, A. B. Price:* Pernicious anaemia and Campylobacter like organisms; is the gastric antrum resistent to colonisation? Gut 30 (1989) 60–64

[15] *Forman, D., D. G. Newell, F. Fullerton, J. W. G. Yarnell, A. R. Stacey, N. Wald, F. Sitas:* Association between infection with Helicobacter pylori and risk of gastric cancer: Evidence from a prospective investigation. Brit. Med. J. 302 (1991) 1302–1305

16 *Fox, J. G., P. Correa, N. S. Taylor, D. Zavala, E. Foutham, F. Janney, E. Rodriguez, F. Hunter, S. Diavolitsis:* Campylobacter pylori-associated gastritis and immune response in a population at increased risk of gastric carcinoma. Amer. J. Gastroenterol. 84, 7 (1989) 775–781

17 *Gledhill, T., R. J. Leicester, B. Addis* et al.: Epidemic hypochlorhydria. Brit. med. J. 290 (1985) 1383–1386

18 *Glupczynski, Y., A. Burette, M. Labbe, C. Deprez, M. De Reuk, M. Deltenre:* Campylobacter pylori-associated gastritis: A double-blind placebo-controlled trial with amoxycillin. Amer. J. Gastroenterol. 83 (1988) 365–372

19 *Goh, K. L., N. Pareskhti, S. C. Peh, N. W. Wong, Y. L. Lo:* Helicobacter pylori infection on Non-ulcer-Dyspepsia: The effect of Treatment with colloidal Bismuth Subcitrate. Scand. J. Gastroenterol. 26 (1991) 1123–1131

20 *Graham, D. Y., P. D. Klein, A. R. Opekun, T. W. Boutton, D. J. Evans, D. G. Evans, L. C. Alpert, P. A. Michaletz, H. H. Yoshimura, E. Adam:* Epidemiology of Campylobacter pylori infection: Ethnic Considerations. Scand. J. Gastroenterol. 23, Suppl. 142 (1988) 9–13

21 *Graham, D. Y., E. Adam, P. D. Klein, D. J. Evans, D. G. Evans, S. L. Hazell, L. C. Alpert, P. A. Michaletz, H. H. Joshimura:* Epidemiology of Campylobacter pylori infection. Gastroenterol. clin. biol. 13 (1989) 84B–88B

22 *Graham, D. Y., M. D. Lidsky, A. M. Cox, D. G. Evans, D. J. Evans, L. Alpert, P. D. Klein, S. L. Sessonis, P. A. Michaletz, Z. A. Saeed:* Long-term nonsteroidal anti-inflammatory drug use and Helicobacter pylori infection. Gastroenterology 100 (1991) 1653–1657

23 *Graham, D. Y., H. M. Malaty, D. G. Evans, D. J. Evans, P. D. Klein, E. Adam:* Epidemiology of Helicobacter pylori in an asymptomatic population in the United States: Effect of age, race and socioeconomic status. Gastroenterology 100 (1991) 1495–1501

24 *Graham, D. Y., G. M. Lew, J. Lechago:* Helicobacter pylori related increase in plasma gastrin: What is status of the antral G cells in man? Gastroenterology 100 (1991) A 75

25 *Hammermeister, J., G. Janus, F. Schamarowski, M. Rudolf, E. Jacobs, M. Kist:* Elevated Risk of Helicobacter pylori Infection in Submarine Crews. Europ. J. clin. Microbiol. infect. Dis. 11 (1992) 9–14

26 *Heading, R. C.:* Definition of Dyspepsie. Scand. J. Gastroenterol. 26, Suppl. 182 (1991) 1–6

27 *Heinkel, K., N. Henning, K. Elster:* Gastritis: Morphologischer Befund oder Krankheit? In: Henning, N.: Praktische Ergebnisse klinischer Forschung. Schattauer, Stuttgart 1962

28 *Henning, N.:* Die Entzündungen des Magens. Barth, Leipzig 1934

29 *Humphries* (1988)

30 *Jaskiewitz, K., H. D. Louwrens, C. W. Woodroof, M. J. Van Myk, S. P. Price:* The association of campylobacter pylori with mucosal pathological chances in a population of risk for gastric cancer. S. Afr. med. I. 75/9 (1989) 417–319

31 *Jones, S. T. M., R. B. Clague, J. Eldridge, D. M. Jones:* Serological evidence of infection with Helicobacter pylori may predict gastrointestinal intolerance to nonsteroidal anti-inflammatory drug (NSAID) treatment in rheumatoid arthritis. Brit. J. Rheumatol. 30 (1991) 16–20

32 *Kist, M.:* Zur Epidemiologie, Prävalenz, Histopathologie und klinischen Symptomatik der Campylobacter-pylori-Besiedelung. In R. Ottenjahn, W. Schmitt (Hrsg.): Aktuelle Gastroenterologie – Campylobacter pylori 1988. Springer, Berlin 1989

33 *Labenz, J., E. Gyenes, G. H. Rühl, M. Wieczorek, J. Hluchy, G. Börsch:* Ist die Helicobacter-pylori-Gastritis eine makroskopische Diagnose? Dtsch. med. Wschr. 118 (1993) 176–180

34 *Lambert, J. R., M. Borromeo, M. G. Korman, J. Hansky:* Role of Campylobacter pyloridis in non ulcer dyspepsia – a randomized controlled trial (Abstract). Gastroenterology 92 (1987) 1488

35 *Lanza, F. L., D. G. Evans, D. Y. Graham:* Effect of Helicobacter pylori infection on the severity of gastroduodenal mucosa injury after the acute administration of naproxen or aspirin to normal volunteers. Amer. J. Gastroenterol. 86 (1991) 735–737

36 *Lin, S. K., J. R. Lambert, M. Schembri, L. Nicholson, I. Johnson, G. Perry, A. Coulepis, M. G. Korman:* Prevalence of H. pylori in Practising Dental Staff and Dental Students. Gastroenterology 102, 4, Part. 2 Abstract (1992) A 113

37 *Loeb, D. S., N. J. Talley, D. A. Ahlquist, H. A. Carpenter, A. R. Zinsmeier:* Long term nonsteroidal anti-inflammatory drug use and gastroduodenal injury: the role of Helicobacter pylori. Gastroenterology 102 (1992) 1899–1905

38 *Loffeld, R. J. L. F., P. J. H. V. Potters, E. Stobberingh, J. A. Flendrig, J. P. Van Spreuuwel, J. W. Arends:* Campylobacter-associated gastritis in patients with non-ulcer dyspepsia: a double-blind placebo-controlled trial with colloidal bismuth subcitrate. Gut 30 (1989) 1206–1212

39 *Loffeld, R. J. L. F., I. Willems, J. A. Fleudric, J. W. Arends:* A role for Helicobacter pylori in gastric carcinomas? Rev. Esp. Enf. Digest. 78, Suppl. 1 (1990) 91–92a

40 *Logan, R. P. H., P. A. Gummett, P. Wallace, J. Wadsworth, L. Whittaker, C. Della-Portas, H. Schaufelberger, J. J. Misiewicz, J. H. Baron:* The urban epidemiology of Helicobacter pylori. Hepato-Gastroenterol. 40, 94-European Gastro-Club-Abstract (1993)

41 *Malagelda, J. R., J. R. Stanghellini:* Manometric evaluation of functional upper gut symptoms. Gastroenterology 88 (1985) 1223–1231

42 *Malagelada, J. R.:* Gastrointestinal Motor Disturbences in Functional Dyspepsia. Scand. J. Gastroenterol. 26, Suppl. 182 (1991) 29–32

43 *Malfertheiner, P., R. Raedsch, U. Burkard:* Senkung der Rezidivrate der Nicht-ulzerösen Dyspepsie (NUD) nach einer Wismuttherapie – Effekt der H. pylori Elimination? Z. Gastroenterol. 29 (1991) 568 (Abstract)

44 *Malfertheiner, P., H. Ditschuneit:* Einfluß der Wismuttherapie auf die nichtulzeröse Dyspepsie (NUD) bei chronischer Gastritis und H. pylori-Infektion. Z. Gastroenterol. 30, Suppl. 2 (1992) 56–59

45 *Mathai, E., A. Arora, M. Cafferkey, C. T. Keane, C. O'Morain:* Die Wirkung von Gallensäuren auf das Wachstum und die Adhärenz des Helicobacter pylori. Aliment. Pharmacol. Ther. 5 (1991) 653–668

46 *McCarthy, D. M.:* Pathogenetic mechanisms of gastroduodenal injury: nonsteroidal anti-inflammatory drugs. Current opinions in: Gastroenterology 1 (1991) 876–880

47 *McCarthy, D. M.:* Helicobacter pylori infection and gastroduodenal injury by nonsteroidal anti-inflammatory drugs. Scand. J. Gastroenterol. Suppl. 187 (1991) 91–97

48 *McColl, K. E. L., G. M. Fullartson, R. Chittajaly, A. M. El Nujumi, A. M. I. Macdonald:* Plasma gastrin, daytime intragastric pH and nocturnal acid output before and at 1 and 7 months after eradication of Helicobacter pylori in duodenal ulcer subjects. Scand. J. Gastroenterol. 26 (1991) 339–346

49 *McConnel, R. B.:* In: The genetics of gastrointestinal disorders: Gastric and duodenal ulcer. Oxford University Press, London 1966 (76–101)

50 *McNulty, C. A. M., J. C. Gearty, B. Crump:* Campylobacter pyloridis and associated gastritis: Investor blind, placebo-controlled trial of bismuth salicylate and erythromycin ethylsuccinate. Brit. med. J. 293 (1986) 645–649

51 *Megraud, F., M. P. Brassens-Rabbe, F. Denis, A. Belbouri, Duong Quynk Hoa:* Seroepidemiology of Campylobacter pylori infection in various populations. J. clin. Microbiol. 27 (1989) 1870–1873

52 *Meyer-Wyss, B., C. Beglinger, S. Mossi, L. Baselgia, S. Ketterer:* Gastroenterologists are at risk for Helicobacter Pylori Infection. Gastroenterology 102, 4, Part 2 (1992) Abstract 126

53 *Miederer, S. E., F. Paul, O. Stadelmann, P. Debyle, R. Ottenjann:* Pylorokardiale Expansion der Gastritis? Endoscopy 1 (1969)

54 *Misiewicz, J. J., G. N. J. Tytgat, C. S. Goodwin, A. B. Price, P. Sipponen, R. G. Strickland, R. Cheli:* The Sydney System: A new classification of gastritis. Working Party Reports (1990) 1–10

55 *Morgan, D., W. Kraft, M. Bender, A. Pearson:* Nitrofurans in the treatment of gastritis associated with Campylobacter pylori. Gastroenterology 95 (1988) 1178–1184

56 *Morrison, S., B. D. Beverly, R. Hoffenberg, J. C. Steven:* Enlarged gastric folds in association with campylobacter pylori gastritis. Radiology 171 (1989) 819–821

57 *Moss, S., K. Hyesu, S. K. Li, J. Culam:* Gastrin, gastric acid and pepsin responses during intragastric titration in duodenal ulcer patients: effect of suppressing Helicobacter pylori. Gut 32 (1991) 1206–1207

58 *Nomura, A., G. N. Stammermann, P. H. Chyon, J. Kato, G. I. Perez-Perez, M. J. Blaser:* Helicobacter pylori infection and gastric carcinoma among Japanese Americans in Hawaii. New Engl. J. Med. 325 (1991) 1132–1136

59 *Novottny, U., K. L. Heilmann:* Epidemiologie der Helicobacter pylori-Infektion. Leber-Magen-Darm 4 (1990) 180–186

60 *O'Connor, H. J.:* Helicobacter pylori and gastric cancer: A review and hypothesis. Europ. J. Gastroenterol. et Hepatol. 4 (1992) 103–109

61 *O'Morain, C.:* When ulcers are not the problem. Hymarker-Publishing Services Ltd., London 1992

62 *O'Morain, C., J. Gilvarry:* Eradication of Helicobacter pylori in patients with non-ulcer dyspepsia. Scand. J. Gastroenterol. 28, Suppl. 196 (1993) 30–33

63 *O'Riordan, Th. G., A. Tobin, C. O'Morain:* Helicobacter pylori Infection in Elderly Dyspeptic patients. Age Aging 20, 3 (1991) 189–192

64 *Parsonnet, J., G. D. Friedmann, D. P. Vandersteen, N. Orentreich, R. K. Sibley:* Helicobacter pylori infection and the risk of gastric carcinoma. New Engl. J. Med. 325 (1991) 1127–1131

65 *Peterson, W., E. Lee, M. Skoglund:* The role of Campylobacter pyloridis in epidemic gastritis with hypochlorhydria. Abstract, Gastroenterology 92 (1987) 1575

66 *Ramsey, E. J., K. V. Carey, W. L. Peterson, J. J. Jackson, F. K. Murphy, N. W. Read, K. B. Tayler, J. S. Trier, J. S. Fordtran:* Epidemic gastritis with hypochlorhydria. Gastroenterology 76 (1979) 1449–1457

67 *Rauws, E. A. J., W. Langenberg, H.J. Houthoff, H. C. Zauen, G. N. J. Tytgat:* Campylobacter pylori-associated chronic active antral gastritis. Gastroenterology 94 (1988) 33–40

68 *Rauws, E. A. J.:* Role of Helicobacter pylori in Duodenal Ulcer. Drugs 44 (1992) 921–927

69 *Reina, J., F. Salva, J. Gil, F. Parvas, P. Alomar:* The occurence of antibody to campylobacter pylori in sera from a normal population. In: Megraud, F., H. Lamouliatte (Ed.): Gastroduodenal pathology and campylobacter pylori. Excerpta medica, Amsterdam 1989 (423–425)

70 *Rokkas, T., C. Pursey, E. Uzechina et al.:* Non ulcer dyspepsia and short term De-Nol therapy: a placebo-controlled trial with particular reference to the role of campylobacter pylori. Gut 29 (1988) 1386–1391

71 *Schnegg, J. F., A. Bah, E. Saraga, D. Armstrong, D. Vouillamoz, G. Dorta, A. L. Blum:* Do endoscopic appearances contribute to the diagnosis of Helicobacter-related gastritis? Gastroenterology 102 (1992) A161

72 *Schwegler,U., J. Herbers, B. May:* Prävalenz des Helicobacter pylori in einem unselektierten Patientengut. Med. Klinik 88, Suppl. 2, Abstract (1993)

73 *Seifert, E., J. Weismüller, F. Schulte, A. Lütke, M. Stolte:* Das maligne Non-Hodgkin-Lymphom des Magens. Endoskopisch-bioptische Diagnostik. Endoskopie heute 4 (1989) 16–20

74 *Seifert, E., F. Schulte, M. Stolte:* Long-term results of treatment of malignant non-Hodgkin's lymphoma of the stomach. Z. Gastroenterol. 30 (1992) 505–508

75 *Sipponen, P., K. Varis, O. Fraki, U. M. Korri, K. Seppälä, M. Siurala:* Cumulative 10-year risk of symptomatic duodenal and gastric ulcer in patients with and without gastritis. A clinical follow-up of 454 patients. Scand. J. Gastroenterol. 25 (1990) 960–973

76 *Sipponen, P., M. Richela, H. Hyvarinen, K. Seppala:* Risk of gastric cancer in Non-Atrophic Antral Gastritis and Pangastritis. Hepato-Gastroenterol. 40, European Gastro Club-Abstracts (1993)

77 Stadelmann, O., K. Elster, M. Stolte, S. E. Miederer, P. Deyhle, L. Demling, W. Siegenthaler: The peptic gastric ulcer – histotopographic and functional investigations. Scand. J. Gastroenterol. 6 (1971) 613

78 Stadelmann, O., S. E. Miederer, A. Löffler, P. Schulte, K. Elster: Achlorhydrie und extreme Hypochlorhydrie aus endoskopisch-bioptischer Sicht. In R. Ottenjann (Hrsg.): Fortschritte der Endoskopie. Schattauer, Stuttgart 1973

79 Stadelmann, O.: Schleimhauthyperplasie des Magens. In H. Schwiegk, Handbuch der Inneren Medizin (Dritter Band). Springer, Berlin 1974

80 Stadelmann, O.: Gastritis: Erscheinungsformen und klinische Wertigkeit. In W. Domschke, K. G. Wormsky. Thieme, Stuttgart 1981

81 Stadelmann, O., V. Kraus, S. Hesse, H. Kühn: Gastritis in Different Types of Gastric Cancer. European Gastro Club, Abstracts, Hepato-Gastroenterol. 33 (1986) 37

82 Stadelmann, O., M. Stolte, G. Burkard: Behandlung der „Non ulcer Dyspepsia" mit Wismutsubsalicylat – Ergebnisse der Wiga-Studie. Z. Gastroenterol. 30, Suppl. 2 (1992) 44–53

83 Stolte, M., S. Eidt, M. Ritter, B. Bethke: Campylobacter pylori und Gastritis – Assoziation oder Induktion? Pathologe 10 (1989) 21–26

84 Stolte, M., S. Eidt: Lymphoid follicles in the antral mucosa: immune response to Campylobacter pylori. J. clin. Pathol. 42 (1989) 1269–1271

85 Stolte, M., S. Eidt, A. Ohnsmann: Helicobacter pylori: Unterschiedliche Auswirkungen auf die Magenschleimhaut. In Ottenjann, R., W. Schmidt (Hrsg.). Helicobacter pylori – Konsequenzen für die Klinik und Praxis. Thieme, Stuttgart 1990 (38–50)

86 Stolte, M., S. Eidt: The diagnosis of early gastric lymphoma. Z. Gastroenterol. 29 (1991) 6–10

87 Stolte, M., O. Stadelmann, U. Burkard: The effect of bismuth subsalicylate (BSS) and hydrotalcite on gastritis. Europ. J. Gastroenterol. 3, Suppl. 1 (1991) Abstract 31

88 Stolte, M.: Helicobacter-pylori-Gastritis und MALT-Lymphom des Magens. Lancet, Deutsche Ausgabe 6 (1992) 372

89 Stolte, M., P. Malfertheiner, F. Borchard: Ordnung im Chaos der Klassifikation der Erosionen der Magenschleimhaut. Leber-Magen-Darm 2 (1993) 59–66

90 Stolte, M.: Persönliche Mitteilung. (1993)

91 Stolte, M., C. H. Bätz, S. Eidt: Giant fold gastritis-A special form of Helicobacter pylori associated gastritis. Z. Gastroenterol. 31 (1993) 289–293

92 Strickland, R. G., P. S. Bhathal, M. G. Korman, J. Hansky: Serum gastrin and the antral mucosa in atrophic gastritis. Brit. med. J. 4 (1971) 451

93 Taha, A. S., J. Nakshabendi, F. D. Lee, R. D. Sturrock, R. I. Russel: Chemical gastritis and Helicobacter pylori related gastritis in patients receiving non-steroidal anti-inflammatory drugs: comparison and correlation with peptic ulceration. J. clin. Pathol. 45, 2 (1992) 135–139

94 Talley, N. J., D. W. Piper: A prospective study of social factors and major life stress in patients with dyspepsia of unknown cause. Scand. J. Gastroenterol. 22 (1987) 268–272

95 Talley, N. J., S. F. Philipps: Non ulcer dyspepsia: potential causes and pathophysiology. Ann. intern. Med. 108 (1988) 865–879

96 Talley, N. J., Drug: Treatment of Functional Dyspepsia. Scand. J. Gastroenterol. 21, Suppl. 182 (1991) 47–60

97 Talley, N. J., A. R. Zinsmeier, A. Weaver, E. P. Di Magno, H. A. Carpenter, G. J. Perez-Perez, M. J. Blaser: Gastric adenocarcinoma and Helicobacter pylori infection. J. Natl. Cancer Inst. 83 (1991) 1734–1739

98 The Eurogast Study Group: An international association between Helicobacter pylori infection and gastric cancer. Lancet 341 (1993) 1359–1362

99 Tytgat, G. N. J., L. A. Noach, E. A. J. Rauws: Is Gastroduodenitis a cause of chronic Dyspepsie? Scand. J. Gastroenterol. 26, Suppl. 182 (1991) 33–39

100 Wee, A., J. Y. Kang, M. Teh: Helicobacter pylori and gastric cancer: Correlation with gastritis, intestinal metaplasia and tumor histology. Gut 33 (1992) 1029–1036

101 Wotherspoon, A. C., C. Ortiz-Hidalgo, M. R. Falzon, P. G. Isaacson: Helicobacter pylori-assoziierte Gastritis und primäres gastrisches B-Zell-Lymphom. Lancet, Deutsche Ausgabe 6 (1992) 172–173

102 Wotherspoon, A. C., C. Doglioni, T. C. Diss, L. Pan, A. Moschini, M. de Boni, P. G. Isaacson: Regression of primary low-grade B-cell gastric lymphoma of mucosa-associated lymphoid tissue type after eradication of Helicobacter pylori. Lancet 342 (1993) 575–577

103 Wyatt, J. I., B. J. Rathbone, M. F. Dixon, R. V. Heatley: Campylobacter pyloridis and acid-induced gastric metaplasia in the pathogenesis of duodenitis. J. clin. Pathol. 40 (1987) 841–848

104 Wyatt, J. I., B. J. Rathbone: Immune response of the gastric mucosa to Campylobacter pylori. Scand. J. Gastroenterol. 23, Suppl. 142 (1988) 44–49

Diagnostik der Helicobacter-pylori-Infektion

P. Malfertheiner, M. Nilius

Die Vielfalt diagnostischer Möglichkeiten ist bei keiner anderen Infektionskrankheit so ausgeprägt wie im Nachweis der H.-pylori-Infektion. Der modellhafte Charakter der H.-pylori-Diagnostik ist durch den nahezu ausschließlichen und in jedem Fall mitbetroffenen Infektionsort, den Magen, den einfachen direkten Zugang und besondere Eigenschaften des Keims, gegeben. Aufgrund des unterschiedlichen Vorgehens zum Nachweis der H.-pylori-Infektion empfiehlt sich die Unterteilung in invasive und nicht-invasive Methoden (Tab. **1**). Im nachfolgenden sollen die einzelnen Verfahren kurz hinsichtlich ihrer Durchführung, Wertigkeit und speziellen Anwendung abgehandelt werden.

Tab. 1 Direkte und indirekte Nachweisverfahren für die H.-pylori-Infektion.

invasive Nachweisverfahren (an der Biopsie)	nicht-invasive Nachweisverfahren
Urease-Schnelltest Histologie (HE-Färbung, Silberfärbung) direkte Mikroskopie Kultur DNA / PCR-Proben	Serologie PCR aus Speichel, Stuhl ^{13}C-Atemtest

Invasive Verfahren

Diese Gruppe von diagnostischen Methoden ist dadurch charakterisiert, daß während einer Gastroduodenoskopie Biospien aus dem Magen, vorwiegend aus der Antrumregion, entnommen werden zur Durchführung von
a) mikrobiologischen Methoden,
b) histologischen Verfahren,
c) dem Nachweis der Ureaseaktivität.
Da es in der Zielgruppe der Patienten, bei denen der Nachweis einer H.-pylori-Infektion gefragt ist, in der Regel um die Abklärung von Oberbauchbeschwerden geht, ist die H.-pylori-Diagnostik im Rahmen der Gastroduodenoskopie keine Mehrbelastung für den Patienten.

> Der endoskopische Befund stellt per se kein ausreichend verläßliches Verfahren, weder für den Nachweis der chronischen Gastritis noch für das Vorliegen einer H.-pylori-Infektion, dar.

Bei Erwachsenen und Kindern gibt vor allem die gänsehautartige Beschaffenheit der Antrumschleimhaut einen spezifischen Hinweis für das Vorliegen der H.-pylori-Infektion, allerdings ist die Sensitivität dieses Befundes insbesondere beim Erwachsenen gering (1,2). Auch in einer makroskopisch völlig normal wirkenden Schleimhaut kann man häufig eine H.-pylori-Infektion nachweisen. Die in Sydney beim Weltkongreß 1990 vorgeschlagenen endoskopischen Kriterien für die Klassifikation der H.-pylori-Gastritis haben keine praktische Relevanz erlangt, da die Korrelation mit den histologischen Befunden ungenügend ist (3,4).

Mikrobiologischer Nachweis

Die Isolierung und Anzüchtung von H. pylori in einem speziellen Medium oder Agar wird als Goldstandard betrachtet, da nur wenige Keime in einer Biopsie ausreichen, um bei optimalen Kulturbedingungen ein positives Ergebnis zu erbringen. Für eine hohe Ausbeute des Kulturverfahrens ist ein geeignetes Transportmedium zur Verhinderung der Austrocknung des Gewebes, die Aufbewahrung bei Temperaturen zwischen 4 und 7 °C und die Übertragung auf das Kulturmedium innerhalb weniger Stunden nötig.

> Die bevorzugten Kulturmedien bestehen aus frischem Kochblutagar oder Wilkins-Chalgren-Agar mit Zusatz von Erythrozytenkonzentrat unter Verwendung zusätzlicher selektiver Substanzen zur Vermeidung von Kontamination mit anderen Mikroorganismen (Skirrows-Supplement) (Tab. **2**) (5).

Tab. 2 Steckbrief für die mikrobiologische Anzüchtung.

Transport der Biospie:	Transportsystem für Anaerobier (z. B. Port-a-cul-System von Becton Dickinson)
Biopsie homogenisieren:	in sterilem Porzellantiegel mit Mörser (Zugabe von sterilem Natrium-Glycerin [2:1] und ausspateln auf Agarplatten)
Agar:	Kochblutagar oder Wilkins-Chalgren-Agar
Zusätze:	1. 7 % Pferdeblut oder 7 % Hammelblut oder 7 % Humanerythrozytenkonzentrat 2. Supplement nach Skirrow (zur Unterdrückung der Begleitflora)
Inkubationszeit:	3–5 Tage bei 37 °C
Wachstumsbedingungen:	mikroaerophiles Klima 5 % O_2, 10 % CO_2, 85 % N_2, entweder durch direkte Begasung oder durch Anaerocult C
Subkultur:	entweder auf Agarplatten oder in Flüssigmedium
Flüssigmedium:	Brucella-Medium supplementiert mit 3 % fötalem Kälberserum oder Newborn-Calf-Serum
Nachweis des Keims:	mikroskopisch durch Gramfärbung
Emzymtest:	Urease mit Urease-Schnelltest Katalase mit verdünntem H_2O_2 Oxidase mit Teststreifen
Resistenzen gegen:	Nalidixinsäure Vancomycin Trimethoprim Amphothericin B Polymyxin B

Es wird empfohlen, für die Agar-Kultur mindestens zwei Biopsien zu entnehmen. Die Dauer bis zu einem positiven Kulturergebnis liegt bei 3–5 Tagen. Die Anzüchtung von H. pylori in Flüssigmedien dient vor allem dem Studium der Bakterienphysiologie. Die längerfristige Aufbewahrung von H.-pylori-Stämmen wird in Natrium-Glycerin bei −70 bis −80 °C empfohlen. Trotz der hohen Spezifität der H.-pylori-Kultur wird dieses Verfahren in der klinischen Routine nur an mikrobiologisch ausgestatteten Zentren durchgeführt, da die hohe Sensitivität für das Verfahren nur unter optimalen Bedingungen von Entnahme, Transport und Kultur gegeben ist. ∎

Im klinischen Alltag ist eine Kultur dann gefragt, wenn die Empfindlichkeit der Stämme auf Antibiotika getestet werden soll (z. B. Metronidazol-Resistenz). Andernfalls ist der diagnostische Nachweis mittels Histologie und dem Urease-Schnelltest schneller, praktikabler und wesentlich weniger störanfällig.

Neuerdings ist die Anzüchtung von H. pylori auch im Stuhl von Infizierten gelungen (6). Jedoch gilt es hierbei, noch weitere Untersuchungen und methodische Verbesserungen abzuwarten, bevor die Stuhldiagnostik für H. pylori Einzug in die klinische Praxis halten kann.

Histologische Verfahren

Der Nachweis von H. pylori kann bei entsprechender Erfahrung und adäquater Vergrößerung (40fach) bereits anhand der histologischen Routinefärbung mit Hämatoxilin und Eosin (HE) erfolgen. Klassisch und durch optimalen Kontrast der Mikroorganismen charakterisiert ist die Warthin-Starry-Färbung, die in der Originalbeschreibung der Bakterien von *Warren* angewandt wurde (7).

Neben dieser Spezialfärbung hat sich vor allem eine modifizierte Giemsafärbung durchgesetzt, die sich durch einen geringeren methodischen Aufwand auszeichnet (8). Daneben gibt es eine Reihe weiterer Färbe-Methoden, wie Cresylviolett, Acridin-Orange, Carbolfuchsin, die allesamt eine kontrastreiche Darstellung der Keime erlauben, jedoch hinsichtlich der Sensitivität und Spezifität nur von unwesentlichem Vorteil sind (9, 10).

> Unter Berücksichtigung sämtlicher Studien darf die Treffsicherheit histologischer Verfahren im Nachweis von H. pylori mit über 90 % angegeben werden, wobei Ergebnisse der einzelnen Autoren zwischen 85 und 98 % schwanken (9, 10, 11).
> Für die klinische Routine ist die Entnahme von zwei Biopsien aus dem Antrum, bei entsprechender Fragestellung eine zusätzliche aus dem Korpus, empfohlen.

Die direkte Mikroskopie mittels modifizierter Gramfärbung wird wenig angewandt, erlaubt jedoch eine schnelle und zuverlässige Diagnose, die von der histologischen Untersuchung nur um weniges übertroffen wird (9).

Die besondere Bedeutung der histologischen Untersuchung liegt darin, daß neben dem H.-pylori-Nachweis auch eine Beurteilung der Magenschleimhaut (Art und Ausprägung der Gastritis) mitgeliefert wird. Kriterien zur Klassifikation und Graduierung der chronischen Gastritis sind im Kapitel von *M. Stolte* (S. 19) abgehandelt.

Urease-Tests

In dieser Gruppe von Tests hat sich der Urease-Schnelltest (z. B. HUT®-Test), der an der frisch entnommenen Magenbiopsie durchgeführt wird, in der klinischen Praxis durchgesetzt. Das Prinzip dieses Tests beruht auf der potenten Ureaseproduktion von H. pylori. Dabei wird der im Medium (Agar oder Flüssigkeit) enthaltene Harnstoff durch die Urease zu Ammonium katalysiert. An diesen Vorgang ist eine pH-Verschiebung in den alkalischen Bereich geknüpft, wodurch ein Farbindikator aktiviert wird und durch Farbumschlag (z. B. rot bei Verwendung von Phenolrot) das Vorliegen des Keims anzeigt.

Bei optimalem Harnstoffgehalt des Mediums (2–6 %), in das die H.-pylori-enthaltende Biopsie

Tab. 3 Vergleich der Treffsicherheit einzelner Nachweisverfahren bei der H.-pylori-Infektion.

Urease Schnelltest		Histologie		Mikrobiologie		Serologie		¹³C-Atemtest		
Sens. %	Spez. %	Sens. %	Spez. %	Sens. %	Spez. %	Sens. %	Spez. %	Sens. %	Spez. %	
100	67									*Westblom* et al. 1988, J. Clin. Microbiol.
								94	89	*Debongnie* et al. 1991, J. Nucl. Med.
83	86			70	94					*Thillainayagam* et al. 1991, Gut
62		93		90						*Nichols* et al. 1991, Am. J. Clin. Pathol.
						97	95			*Sobala* et al. 1991, Lancet
92	92	96	91			96	88	96	100	*Lin* et al. 1992, J. Gastroent. Hep.
						92	66			*Westblom* et al. 1992, J. Clin. Microbiol.
						97	–			*Kosunen* et al. 1992, Lancet
		92,2	90,8	92,2	90,8	95	85,3			*Goosens* et al. 1992, J. Clin. Microbiol.
						96	96			*Blecker* et al. 1993, Eur. J. Gastroent.
100	100	100	100	82,1	100		–	–92,5	97,3	*Labenz* et al. 1993, Z. Gastroent.
						97,5	85,5			*Crabtree* et al. 1991, J. Clin. Pathol.
						92	84			*Granberg* et al. 1993, Clin. Microbiol.

gebettet wird, erfolgt der Farbumschlag häufig innerhalb von 30 Minuten. Die Durchführung des Urease-Schnelltests an einer einzelnen Biopsie erzielt eine Sensitivität von 90 % und eine Spezifität von 95 %. Die Sensitivität wird durch gleichzeitiges Durchführen des Schnelltests an 2 Biopsien auf 95 % angehoben. Im direkten Vergleich mit den aufwendigeren Verfahren erweist sich der Urease-Schnelltest als ebenbürtig (Tab. 3). Für die klinische Praxis ist dieser Test deshalb von großem Vorteil, weil er dem Arzt innerhalb kurzer Zeit erlaubt, H. pylori nachzuweisen und gegebenenfalls die Indikation zur Therapie sofort zu stellen.

Die Produktion von Ammoniumionen und CO_2 durch die H.-pylori-Urease im Magen kann ebenfalls diagnostisch genutzt werden. Dies erfolgt durch Bestimmung der Ammoniumkonzentration im Magensaft, für die eine Sensitivität von 82 % und eine Spezifität von 93 % berichtet wird. Die diagnostische Treffsicherheit wird erhöht, wenn ein Quotient aus Harnstoff und Ammonium gebildet wird. Letztlich hat jedoch diese Methode bei heute standardmäßiger Durchführung einer Gastroduodenoskopie mit Biopsieentnahme keinen praktischen Stellenwert mehr.

Nicht-invasive Verfahren

In dieser Gruppe von Testverfahren haben sich bisher die Anwendung stabiler Isotope und serologische Verfahren zur H.-pylori-Antikörperbestimmung bereits einen wesentlichen Stellenwert verschafft.

^{13}C-Atemtest

Das Prinzip des Tests beruht ebenfalls auf der potenten Urease-Enzymaktivität von H. pylori. Durch die Urease wird Harnstoff zu CO_2 und Ammoniak (NH_3) abgebaut. ^{13}C im Harnstoff eingebaut, wird als Testsubstrat oral verabreicht.

Der Testvorgang ist einfach und wird nach Empfehlung einer speziell damit befaßten Studiengruppe, wie in Tab. 4, durchgeführt. Vor und 30 Minuten nach Einnahme der Testmahlzeit werden Atemproben gesammelt und der Gehalt von ^{13}C in der CO_2-Ausatmungsluft massenspektrometisch gemessen. Dieser Test verfügt über eine Sensitivität von 90 % – 98 % und eine Spezifität von 99 %. Er eignet sich in idealer Weise zur Kontrolle einer erfolgten Eradikationstherapie und kann aufgrund der fehlenden Belastung für den Patienten auch bei epidemiologischen Studien vorteilhaft eingesetzt werden (15, 16). Während oder unmittelbar nach beendeter Therapie mit einem Wismut-Präparat oder Omeprazol kann der Test falsch-negativ ausfallen, da beide Substanzen einen urease-hemmenden Effekt haben. Der ^{14}C-Atemtest ist vergleichbar akkurat, wird jedoch aufgrund der radioaktiven Komponente kaum noch verwendet.

^{15}N-Urintest und ^{13}C-Serumtest

Beide Tests, die sich stabiler Isotope bedienen, beruhen auf dem indirekten Nachweis der Ureaseaktivität. Einer besteht in der Verabreichung von ^{15}N-Harnstoff als Tracer mit Bestimmung von ^{15}N-Ammonium im Urin. Die Markierung von ^{15}N ist mit geringeren Kosten verbunden als die von ^{13}C und könnte eine künftige Alternative zum Atemtest darstellen (17). Eine ^{13}C-Bestimmung im Serum-Bikarbonat ist ein weiterer interessanter Ansatz zum indirekten Nachweis einer H.-pylori-Infektion und basiert auf dem selben Prinzip wie der ^{13}C-Atemtest (18).

Serologische Nachweisverfahren

Die H.-pylori-Infektion beschränkt sich nicht nur auf die Induktion einer lokalen Immunreaktion, sondern löst in aller Regel auch eine systemische Immunantwort aus. Dies wurde für die Entwicklung serologischer Nachweisverfahren der H.-pylori-Infektion genutzt. Die anfänglich verwendeten Methoden, wie die Komplementfixierung, Hämagglutination und Bakterienagglutination unter Verwendung von Bakterien-Gesamtextrakten als Antigenmaterial sind kaum noch in Gebrauch. An ihre Stelle sind praktikablere und genauere Verfahren wie die Latex-Agglutination und der Enzyme-linked Immunosorbend Assay (ELISA) getreten.

Derzeit finden sich mindestens zehn ELISAs käuflich verfügbar, die teilweise hochgereinigte und spezifische H.-pylori-Antigene verwenden

Tab. 4 Europäische Standardmethode für ^{13}C- Harnstoff Atemtest.

Zeit (min)	
– 11	→ Atemprobe Basalwert
Testmahl	
0	→ ^{13}C-Harnstoff (100 mg) in 50 ml Wasser
0 – 5	→ Patient routiert
10 – 40	→ Atemproben in 10-min-Abständen
alternativ: 30 min	→ einmalige Atemprobe

Tab. 5 Kommerzielle ELISA-Kits zur H.p.- Antikörperbestimmung.

Firma	Name	System	Antigen	Sensitivität (%)	Spezifität (%)
Bio Rad	G.A.P.-Test	Mikrotiterplatte	gereinigte H.p.- AG	81 – 94	48 – 91*
Biolab	Malakit ™	Mikrotiterplatte	gereinigte H.p.-AG (hochmolekulare Proteine)	84 – 98	85 – 92*
Whittaker	Pylori Stat	Mikrotiterplatte	inaktiviertes H.p.-AG	96 – 100	89 – 94*
Porton Cambridge	Helico-G™	Mikrotitterplatte	H.p.- AG	80 – 96	65 – 86
AMRAD	HEL-p Test™	Mikrotiterplatte	inaktiviertes Nativ-AG	96,0	93,0**
Orion	Pyloriset EIA-G	Mikrotiterplatte	spez. H.p.- AG	68 – 92	69 – 100*
Hofmann La Roche	<Cobas> Score Anti-H.-pylori-EIA	Antigenkugeln / Röhrchensystem	hochgereinigte H.p.-AG	91 – 96	85 – 92*
ELIAS	Synelisa	Mikrotiterplatte / Antigene auf „pins" im Deckel	immobilisiertes H.p.-AG	84	82*

* ergänzt mit Angaben nach Lit. 27,   ** Angaben vom Hersteller

Tab. 6 Serologische Methoden zur Kontrolle des Helicobacter-pylori-Status.

Autor	Eradizierte Patienten	6 Wochen	6 Monate	12 Monate
Veenendal et al. (Lit. 19)	11 / 15	IgG ↓ * IgA ↓ *	IgG ↓ * IgA ↓ *	1 / 11 seroneg.
Kosunen et al. (Lit. 25)	121 / 144	IgG – 12 % # IgA – 56 % #	IgG – 97 % # IgA – 84 % #	IgG – 98 % # IgA – 96 % #
Cutler et al. (Lit. 11)	33			IgG Vermind. 48 % 11 / 33 seroneg.

*p < 0,01 in Vergleich mit „nicht- eradizierten" Patienten.
Prozent Patienten, bei denen nach Behandlung die Ig-Titer um 50 % fielen.

(Tab. 5). Die Sensitivität der am besten dokumentierten ELISAs liegt bei 90 – 98 % und ihre Spezifität bei 88 – 95 %. Vergleichende Untersuchungen mit direkten Nachweisverfahren (Kultur, Histologie) räumen den ELISAs eine vergleichbare Treffsicherheit im Nachweis der H.-pylori-Infektion ein (19 – 23). Im klinischen Einsatz kommt der Bestimmung von H.-pylori-Antikörpern im ELISA folgende Rolle zu:
a) Screening-Funktion.
b) Überwachung des Therapieeffektes nach Eradikationstherapie.

Screening

Von englischen Autoren wurde die Einsparung von 23 % endoskopischer Untersuchungen errechnet, wenn dyspeptische Patienten unter 45 Jahren, die H.-pylori-negativ sind und deshalb unwahrscheinlich Träger eines peptischen Ulkusleidens sind, nicht weiter untersucht würden (24). Als Einschränkung für dieses Vorgehen gilt, daß die Gastroduodenoskopie als Eingangsuntersuchung auch noch andere Erkrankungen des oberen Gastrointestinaltraktes erkennen läßt (z.B. Neoplasien, Lymphome), die durch einen H.-pylori-negativen Status keineswegs ausgeschlossen sind.

Therapieverlauf

Ein positiver Antikörpernachweis im Serum hinkt einer erfolgten Eradikation der H.-pylori-Infektion deutlich, in der Regel mindestens 3 – 6 Monate, nach (Tab. 6). Die serologische Untersuchung erlaubt deshalb keine Beurteilung des Therapieerfolges unmittelbar nach Therapieende. Allerdings kann durch Absinken des intraindividuellen Antikörpertiters nach 3 Monaten der Langzeit-Therapieeffekt und eine mögliche Reinfektion erfaßt werden (25). Dies erscheint besonders für die Überwachung von Patienten mit Ulcus duodeni von Interesse, da bei erfolgter Eradikation ein Ulkusrezidiv nach derzeitigem Kenntnisstand nicht zu erwarten ist.

Bei zunächst beobachtetem Abfall des Antikörpertiters und anschließendem Wiederanstieg müßte von einer Reinfektion ausgegangen werden, was mit einer erneuten Gefährdung für ein Ulkusrezidiv gleichzusetzen ist.

Neben der ELISA-Methode mit quantitativer Angabe der H.-pylori-Antikörpertiter erlaubt der Latex-Agglutinationstest eine rasche Aussage innerhalb von 10 Minuten über das Vorliegen einer Infektion. Dieser Test ist ausschließlich als Screening-Methode geeignet.

Die Durchführung eines Western-Immunoblots mit Auftrennung immunreaktiver Banden dient ausschließlich wissenschaftlichen Zwecken, hat jedoch aufgrund des erheblichen methodischen Aufwandes für die klinische Praxis keine Bedeutung.

Durch den Vergleich der Reaktion H.-pylori-positiver und -negativer Patientenseren im Immunoblot lassen sich spezifische Antigene von H. pylori sowohl aus bakteriellen Gesamtzellextrakten als auch aus teilgereinigten oder gereinigten Proteinfraktionen differenzieren. Die Sensitivität dieser Methode liegt bei 97 %

Eine Empfehlung für die Diagnostik im klinischen Alltag ist aus dem nachstehenden Flußdiagramm zu ersehen (Tab. **7**).

Molekulare Tests

Diese Methoden beruhen auf dem Einsatz von DNA-Proben mit In-situ-Hybridisierung und dem Einsatz der Polymerase-Kettenreaktion (PCR). Molekularbiologische Tests sind extrem präzise, bedürfen zum einen nicht lebender Mikroorganismen und zum anderen genügen auch nur Teilreste der Organismen zur Erkennung des Erregers. Für die klinische Routine ist wie in vielen anderen Bereichen der Diagnostik von Infektionskrankheiten, die PCR-Methode am besten geeignet. Die ersten Mitteilungen über PCR zur Diagnose der H.-pylori-Infektion verwandten Primers, die ein Fragment der bakteriellen ribosomalen 16S-Gene amplifizierten. Zwischenzeitlich stehen verschiedene andere ribosomale Primer für PCR zur Verfügung. Die Methode wird nicht nur für Biopsien, sondern auch bei Sekreten wie Speichel und Magensaft, sowie in Stuhlproben erfolgreich eingesetzt (9, 26). Bei diesen Methoden ist zu beachten, daß eine mögliche Kontamination des Arbeitsplatzes sorgfältig vermieden werden muß, da andernfalls falsch positive Reaktionen erzielt werden.

Literatur

[1] *Labenz, J., E. Gyenes, G. H. Rühl, M. Wieczorek, J. Hluchy, G. Börsch:* Ist die Helicobacter-pylori-Gastritis eine makroskopische Diagnose? Dtsch. med. Wschr. 118 (1993)

[2] *Black, D. D., R. C. Haggit, P. F. Whitington:* Gastroduodenal Endoscopic-histologic Correlation in Pediatric Patients. J. Ped. Gastroenterol. Nutr. 7 (1988) 353–358

[3] *Duane, P., P. Foster, J. Wyatt, M. S. Losowsky:* A Study of the Relationship between Endoscopic and Histological Gastritis as classified by the Sydney System. Ital. J. Gastroenterol. 23, Suppl. 2, (1991) 87

[4] *Stanescu, A., O. Pieramico, D. Mayer, K. Baczako, P. Malfertheiner:* Sydney Classification: The Endoscopic Diagnosis of Chronic Gastritis Revisited. Ital. J. Gastroenterol. 23, Suppl. 2 (1991) 94

[5] *Hazell, S. L.:* Cultural Techniques for the Growth and Isolation of Helicobacter pylori. In Goodwin, C. S. (eds.): Helicobacter pylori – Biology and Clinical Practice. CRC Press (1993) 273–283

Tab. 7

H.-pylori-Diagnostik bei Patienten mit Oberbauchbeschwerden
1. Endoskopische Diagnose mit Biopsieentnahme: 1 (2) × Antrum für Urease-Schnelltest 2 × Antrum für Histologie 1 (2) × Korpus für Histologie 2 × Antrum für Mikrobiologie*
2. Therapiekontrolle: 4 Wochen nach Ende der Behandlung (= Eradikation) ¹³C-Atemtest (oder wie bei 1.)
3. Langzeitverlauf: Serologie (¹³C-Atemtest)

* falls Antibiotika-Empfindlichkeit getestet werden soll

6 *Thomas, J. E., G. R. Gibson, M. K. Dorboe, A. Dale, L. T. Weaver:* Isolation of Helicobacter pylori from Human Faeces. Lancet 340, 8829 (1992) 1194–1195
7 *Warren, J. R., B. Marshall:* Unidentified curved Bacilli on Gastric Epithelium in active chronic Gastritis. Lancet II (1983) 1273
8 *Gray, S. F., J. I. Wyatt, B. J. Rathbone:* Simplified Techniques for Identifying Campylobacter pyloridis. J. clin. Pathol. 39 (1986) 1279
9 *Westblom, T. U.:* The Comparative Value of different Diagnostic Tests for Helicobacter pylori, in: Helicobacter pylori – Biology and Clinical Practice, C. S. Goodwin, B. W. Worsley (eds.): CRC Press (1993) 329–342
10 *Guglielmetti, P., N. Figura, A. Rossolini, S. Quaranta, E. Fanteria, R. Signori, E. Camarri:* The Usefulness of the acridine-orange Stain in Identifying Helicobacter pylori in Gastric Biopsies. Microbiologica 14 (1991) 131
11 *Cutler, A., T. Schubert:* Long-term Follow-up of Helicobacter pylori Serology following successful Eradication (abstract). Gastroenterology 104 (1993) A61
12 *Simor, A. E., N. B. Cooter, D. E. Low:* Comparison of four Stains and a Urease Test for Rapid Detection of Helicobacter pylori in Gastric Biopsies. Europ. J. clin. Microbiol. infect. Dis. 9 (1990) 350
13 *Westblom, T. U., E. Madan, J. Kemp, M. A. Subik:* Evaluation of a Rapid Urease Test to Detect Campylobacter pylori-Infection. J. clin. Microbiol. 24 (1988) 1393–1394
14 *Varia, D., J. Holton, S. Cairns, A. Polydoron, M. Falzon, J. Dowsett, P. R. Salmon:* Urease Tests for Campylobacter pylori: Care in Interpretation. J. clin. Pathol. 41 (1988) 812
15 *Logan, R. P. H., R. J. Polson, J. J. Misiewicz, G. Rao, N. Q. Karim, D. Newell, P. Johnson, J. Wadsworth, M. M. Walter, J. H. Baron:* A simplified Single Sample ^{13}C-Urea Breath Test for Helicobacter pylori: Comparison with Histology, Culture and ELISA Serology. Gut 31 (1991) 1461
16 *Dill, S., J. J. Payne-James, J. J. Misiewicz, G. K. Grimble, D. McSwiggan, K. Pathak, A. J. Wood, C. M. Scrimgeour, M. J. Rennie:* Evaluation of the ^{13}C-Urea Breath Test in the Detection of Helicobacter pylori and in monitoring the Effect of Tripotassium Dicitrato Bismuthate in non-ulcer Dyspepsia. Gut 31 (1990) 1237
17 *Wu, J. C., G. L. Liu, Z. H. Zhang, Y. L. Mou, Q. Chen, S. L. Yang, J. C.Wu:* ^{15}NH4+ Excretion Test – a new Method for Detection of Helicobacter pylori Infection. J. clin. Microbiol. 30 (1992) 181
18 *Moulton-Barrett, R., G. Triadafilopoulos, F. A. C. G., R. Michener, D. Gologorsky:* Serum ^{13}C-Bicarbonate in the Assessment of Gastric Helicobacter pylori Urease Activity. Amer. J. Gastroenterol. 88 (1993) 369–374
19 *Veenendaal, R. A., A. S. Peña, J. L. Meuer, H. P. Endbz, M. M. Van Der Est, W. Van Duijn* et al.: Long Term Serological Surveillance after Treatment of Helicobacter pylori-Infektion. Gut 32 (1991) 1291–1294
20 *Granberg, Ch., A. Mansikka, O. P. Lehtonen, H. Kujari, R. Grönfors, H. Nurmi, I. Räihä, M. R. Stahlberg, R. Leino:* Diagnosis of Helicobacter pylori Infection by Using Pyloriset EIA-G and EIA-A for Detection of Serum Immunoglobulin G (IgG) and IgA Antibodies. J. clin. Microbiol. 31 (1993) 1450–1453
21 *Goossens, H., Y. Glupczynski, A. Burette, Ch. Van Den Borre, J. P. Butzler:* Evaluation of a Commercially Available Second-Generation Immunoglobulin G Enzyme Immunoassay for Detection of Helicobacter pylori Infection. J. clin. Microbiol. 30 (1992) 176–180
22 *Westblom, T. U., E. Madan, S. Gudipati, B. R. Midkiff, J. St. Czinn:* Diagnosis of Helicobacter pylori Infection in Adult an Pediatric Patients by Using Pyloriset, a Rapid Latex Agglutination Test. J. clin. Microbiol. 30 (1992) 96–98
23 *Crabtree, J. E., T. M. Shallcross, R. V. Heatley, J. I. Wyatt:* Evaluation of a Commercial ELISA for Serodiagnosis of Helicobacter pylori Infection. J. clin. Pathol. 44 (1991) 326–328
24 *Sobala, G. M., J. E. Crabtree, J. A. Pentith, B. J. Rathbone, T. M. Shallcross, J. I. Wyatt, M. F. Dixon, R. V. Heatley, A. T. R. Axon:* Screening Dyspepsia by Serology to Helicobacter pylori. Lancet 338 (1991) 94–96
25 *Kosunen, T. U., K. Seppälä, S. Sarna, P. Sipponen:* Diagnostic Value of Decreasing IgG, IgA, and IgM Antibody Titres after Eradication of Helicobacter pylori. Lancet 339 (1992) 893–895
26 *Hammar, M., T. Tyszkiewicz, T. Wadström, P. W. O'Toole:* Rapid Detection of Helicobacter pylori in Gastric Biopsy Material by Polymerase Chain Reaction. J. clin. Microbiol. 30 (1992) 54
27 *Glupczynski, Y.:* Methodological aspects of serology for the diagnosis of Helicobacter pylori infection. Eur. J. Gastroenterol. Hepatol. 5, Suppl. 2 (1993) S. 50–53

Indikationen zur Therapie der H.-pylori-Infektion

P. Malfertheiner, M. Stolte

Die primäre, kausal-pathogenetische Rolle der H.-pylori-Infektion für die Entstehung der chronischen aktiven Gastritis ist inzwischen unumstritten. Auch die Tatsache, daß die chronische Gastritis die Grundbedingung für eine Reihe schwerwiegender Erkrankungen im Magen und Duodenum (Ulkuskrankheit, Magenneoplasien) darstellt, findet allgemeine Akzeptanz (1). Diese Fakten würden an und für sich die generelle Indikation zur Behandlung der H.-pylori-Infektion stellen, wenn nicht eine Reihe von Gründen dagegen stehen würden. Zum einen sind weltweit mehr als 50 % der Menschheit von der Infektion betroffen, bei vielen kommt es nicht zu Folgeleiden, zum anderen verläuft bei der großen Mehrheit die Infektion ohne Begleitsymptome. Nach derzeitigem Kenntnisstand haben sich jedoch bereits eindeutige und einige in der Diskussion befindliche Indikationen ergeben (Tab. 1), bei denen die Therapie der H.-pylori-Infektion sinnvoll erscheint und gegenüber bisherigen Therapiemaßnahmen einen Fortschritt darstellt.

Ulcus duodeni

Seit der ersten Veröffentlichung 1987, daß der H.-pylori-Status nach Beendigung der Ulkus-Therapie für die Entwicklung von Rezidiven bestimmend ist (2), konnte in einer Serie von Studien diese Tatsache eindrucksvoll bestätigt werden (Tab. 2). Es ist heute allgemein anerkannt, daß für den überschaubaren Zeitraum von 2 Jahren die erfolgreiche Eradikation der H.-pylori-Infektion die wirksamste Therapieform zur Verhinderung von Ulkusrezidiven darstellt.

Tab. 1 Indikation zur H.-pylori-Therapie.

- Ulcus duodeni
- Ulcus ventriculi
- Chronische Gastritis mit Dyspepsie
- Morbus Ménétrier – „Riesenfalten-Gastritis"
- Magenlymphom
- „Risikopatient"*

*Pat. mit familiärer Anamnese für Ulkuskrankheit oder Magenneoplasie

Ohne H.-pylori-Eradikation ist bei etwa 70 % der Patienten mit einem Ulkusrezidiv innerhalb eines Jahres zu rechnen. Selbst unter der kontinuierlichen Einnahme eines H_2-Rezeptor-Antagonisten ist bei 13 % der Patienten mit einem Rezidiv innerhalb eines Jahres zu rechnen (15).

Tab. 2 H.-pylori-Eradikation bei Ulcus duodeni. Nachuntersuchung 12 – 24 Monate

Autor / Jahr	H.-pylori-positiv N-Rezid. / Gesamt	%	H.-pylori-negativ N- Rezid. / Gesamt	%
Coghlan, 1987	22 / 29	76	1 / 10	10
Marshall, 1988	37 / 44	84	5 / 24	21
Smith, 1988	20 / 36	55	0 / 7	0
Rauws, 1990	17 / 21	81	0 / 17	0
George, 1990	0 / 2	0	0 / 71	0
Patchett, 1992	6 / 18	33	0 / 33	0
Coelho, 1992	10 / 19	53	0 / 24	0
Bayerdörffer, 1992	15 / 27	56	0 / 25	0
Graham, 1992	51 / 54	95	0 / 55	0
Labenz, 1992	16 / 23	70	2 / 41	5
Sepälä, 1992	3 / 9	33	1 / 84	1
Vigneri, 1993	36 / 53	68	0 / 35	0
Gesamt	233 / 335	70	9 / 426	2

Therapie		Behandlungs-kosten
Langzeit-Behandlung (+ Akuttherapie 300 mg)	150 mg/die Ranitidin 1 Jahr	DM 1106,47
H.-pylori-Eradikation*	2 × 40 mg Omeprazol 2 × 1 g Amoxicillin	DM 291,21 DM 84,96
	14 Tage	DM 376,17
Stand: Januar '94		

Tab. 3 Therapiekosten im Vergleich: H_2-Blocker-Langzeittherapie und H.-pylori-Eradikation.

* Labenz/Börsch, TW 42, 1992; E. Bayerdörffer et al., 1992

Auch die Dauereinnahme eines Protonenpumpenhemmers mit gesteigerter Fähigkeit der Säuresuppression hat das Problem des Ulkusrezidivs nicht gebannt (16). Berücksichtigt man neben der geringeren Effektivität einer dauernden Säureblockade zur Rezidivverhütung noch die vermehrt anfallenden Kosten (Tab. 3), ist die H.-pylori-Eradikationstherapie eindeutig zu bevorzugen. Weitere Aspekte, die für die Eradikationstherapie sprechen, sind das Wegfallen compliancebezogener Probleme einer Langzeittherapie und die nicht unbedingt erwünschte Dauerhemmung der Magensekretion. Die Diskussion darüber, ob ein H.-pylori-positives Ulkus bereits bei der ersten Krankheitsmanifestation oder erst im Fall eines Rezidivs einer Eradikationstherapie zugeführt werden sollte, erscheint aus zwei Gründen obsolet:

Erstens ist die Häufigkeit von Rezidiven ohne weitere Behandlung mit mindestens 70 % vorprogrammiert, bei entsprechend erhöhtem Risiko von Komplikationen.

Zweitens stehen uns bislang keine Kriterien zur Verfügung, Patienten ohne künftige Ulkusrezidive zu identifizieren.

> Nach derzeitigem Kenntnisstand ist die Eradikationstherapie der H.-pylori-Infektion befähigt, bei einem großen Teil von Patienten die Ulkuskrankheit zu heilen. Ausgeklammert müssen selbstverständlich all die Patienten werden, die eine andere Ätiologie der Ulkuskrankheit haben (Tab. 4).

Tab. 4 Klassifikation der Ulkuskrankheit.
1. Helicobacter-pylori-positiv
2. Medikamentös (z. B. NSAR)
3. Helicobacter pylori + NSAR
4. Hypersekretorisch (z. B. Zollinger-Ellison)
5. Anastomosenulkus (nach Magenop.)
6. Neoplastisch (z. B. Lymphom)
7. Systemisch (z. B. M. Crohn)
8. Streßulkus

Ulcus ventriculi

Ähnlich, wie für das Ulcus duodeni gezeigt wurde, kann auch das Magenulkusrezidiv erfolgreich durch Suppression und Eradikation der H.-pylori-Infektion verhindert werden (17, 18). Darüber hinaus wird die Abheilung des Magenulkus beschleunigt, wenn neben der Säurehemmung die Eradikation der H.-pylori-Infektion erfolgt (19).

Häufiger als beim Ulcus duodeni sind Nichtsteroidale Antirheumatika (NSAR) die Ursache für das Magenulkus, das unabhängig von einer bestehenden H.-pylori-Infektion auftreten kann (19). Bei NSAR-induziertem Ulkus ohne H.-pylori-Infektion ist die therapeutische Maßnahme in Form der Säurehemmung oder einer zytoprotektiven Behandlung indiziert. Bei NSAR-assoziiertem Ulkus und gleichzeitiger H.-pylori-Infektion erscheint eine Eradikationstherapie sinnvoll. Allerdings liegen bislang keine therapeutischen Studien vor, die nach erfolgter H.-pylori-Eradikation unter fortlaufender NSAR-Therapie den Verzicht einer Dauerschutzmedikation für den Magen rechtfertigen ließen.

NSAR können, unabhängig von der H.-pylori-Infektion, Magen-, seltener Duodenalulzera auslösen, doch bleibt auch hier ein ungünstiger Synergismus zwischen H. pylori und NSAR zu berücksichtigen (21, 22).

Chronische Gastritis mit Beschwerden

Der traditionelle therapeutische Nihilismus bei chronischer Gastritis beruht auf der veralteten Vorstellung, daß die chronische Gastritis ein physiologisches Involutionsphänomen des alten Menschen darstellt und meist asymptomatisch verläuft (23).

Die Einschätzung der chronischen Gastritis als therapiebedürftige Krankheitsentität hat sich sehr geändert, nachdem sie als Infektionsfolge mit graduell unterschiedlicher Ausprägung der Schleimhautentzündung erkannt wurde. Auch wenn spezifische Symptome der H.-pylori-Gastritis fehlen, gibt es eine Reihe assoziierter Beschwerden, für die ein kausaler Zusammenhang mit dem Entzündungsgeschehen durchaus plausibel erscheint.

> Die chronische Gastritis mit dyspeptischen Beschwerden stellt durchaus eine Therapieindikation zur H.-pylori-Eradikation dar, insbesondere dann, wenn andere mögliche Ursachen als Erklärung für die Oberbauchbeschwerden ausscheiden.

Aufgrund des hohen Plazeboeffektes in der Behandlung der dyspeptischen Beschwerden konnte hinsichtlich des Kurzzeit-Therapieeffektes kein deutlicher Beweis für die Überlegenheit einer gegen H. pylori gerichteten Therapie erbracht werden. Nur wenige Studien konnten bislang einen vorteilhaften Effekt einer gegen H. pylori gerichteten Therapie gegenüber Plazebo oder anderen symptomatischen Behandlungsverfahren aufzeigen (Tab. 5).

Die Behandlung der H.-pylori-Infektion bei Patienten mit Oberbauchbeschwerden (nicht ulzeröse Dyspepsie, NUD) erfolgte bislang nahezu ausschließlich mit Medikamenten (z.B. Wismut), die zwar eine Suppression, jedoch keine Eradikation ermöglichten. Einige dieser Studien zeigen, daß nicht der Kurzzeiteffekt, sondern vielmehr ein günstiger „Langzeiteffekt" durch Behandlung der H.-pylori-Infektion erreicht werden kann. Erste Befunde liegen jetzt vor, die zeigen, daß nach H.-pylori-Eradikation eine länger anhaltende Besserung der Beschwerden erzielt werden kann (32).

Sonderformen der chronischen Gastritis

Helicobacter-pylori-Riesenfaltengastritis und Morbus Ménétrier

In der Regel ist die Helicobacter-pylori-induzierte Gastritis im Antrum stärker ausgeprägt und aktiver als im Korpus. In seltenen Fällen kann die H.-pylori-Infektion im Fundus und Korpus eine hochgradige entzündliche Infiltration mit foveolärer Hyperplasie auslösen. Dies kann zu lokalisierten und sogar zu generalisierten, endoskopisch diagnostizierbaren Riesenfalten führen. In Einzelfällen kann klinisch und histologisch das Bild des Morbus Ménétrier mit gastralem Eiweißverlust und Hyperproteinämie entstehen.

Die Helicobacter-pylori-Eradikation heilt die Gastritis, die Riesenfalten und der evtl. bestehende gastrale Eiweißverlust verschwinden (33). Die Helicobacter-pylori-Eradikationstherapie verbessert auch die Differentialdiagnostik zwischen den entzündlichen, hyperplastischen und neoplastischen Riesenfaltenbildungen im Magen.

Tab. 5 Effekt der H.-pylori-Behandlung bei NUD.

Autor / Jahr	n – Patienten	Therapie	Dauer H. pylori	% Suppr.	Kurzzeiteffekt	Langzeiteffekt
Rokkas et al., 1987 (24)	52	CBS	4 Wochen	83	pos.	pos.
Glypczynski et al., 1988 (25)	45	Amoxy	8 Tage	91	n. s.	
Loffeld et al., 1989 (26)	50	CBS	4 Wochen	30	n. s.	
Lambert et al., 1989 (27)	82	CBS		59	pos.	
Kang et al., 1990 (28)	51	CBS	8 Wochen	89	pos.	
Kazi et al., 1990 (29)	52	BSS	3 Wochen	77	pos.	pos.
Goh et al., 1991 (30)	71	CBS	4 Wochen	81	pos.	
Marshall et al., 1993 (31)	50	BSS	3 Wochen	85	n. s.	pos.

*sämtliche Studien orientierten sich an H.-pylori- Elimination und nicht Eradikation
CBS = Wismutsubcitrat
BBS = Wismutsubsalicylat

Gastrospirillum-hominis-induzierte Gastritis

Eine durch Helicobacter Heilmannii (Gastrospirillum hominis) induzierte Gastritis stellt eine seltene Form der chronischen Gastritis dar. Der Stellenwert dieser Gastritis ist hinsichtlich der Entstehung von Symptomen nicht geklärt. Dieser Keim ist durch eine hohe Empfindlichkeit gegenüber Wismut charakterisiert und stellt keine therapeutische Herausforderung dar.

Malignes Non-Hodgkin-Lymphom des Magens vom Typ des B-Zell-MALT-Lymphoms

Im normalen Magen existiert kein mukosaassoziiertes lymphatisches Gewebe (MALT). Die chronische Infektion mit Helicobacter pylori induziert die Entstehung von lymphatischen Aggregaten und Lymphfollikeln und macht so auch den Magen zum MALT-Organ. Damit ist die Grundbedingung für die mögliche Entstehung der B-Zell-Lymphome vom MALT-Typ geschaffen. Welche Faktoren hinzukommen müssen, damit bei dieser Grundbedingung ein MALT-Lymphom entstehen kann, ist noch unklar (34).

Die Helicobacter-pylori-Eradikationstherapie wurde zunächst unter der Vorstellung, daß die reaktiven lymphatischen Infiltrate nach erfolgreicher H.p.-Eradikation verschwinden und die Lymphom-Infiltrate persistieren, eingesetzt, um die bioptische Differentialdiagnostik zwischen niedrig malignen Lymphomen und reaktiven lymphatischen Infiltraten zu verbessern. Dabei zeigte sich jedoch, daß nach H.p.-Eradikation nicht nur die reaktiven Infiltrate verschwinden, sondern sich auch ein Teil der niedrig malignen MALT-Lymphome zurückbilden, während die hochmalignen Lymphome auf die H.p.-Eradikation nicht ansprechen (34, 35). An Zellkulturen von niedrig malignen B-Zell-MALT-Lymphomen ist gezeigt worden, daß für die Poliferation dieser Zellen die Anwesenheit von Helicobacter pylori und T-Lymphozyten erforderlich ist (36).

Die noch laufenden Studien müssen in den nächsten Jahren zeigen, bei welchen MALT-Lymphomen des Magens (Typisierung, Malignitätsgrad, Größe, Tiefeninfiltration) eine Regression erreicht werden kann und ob diese Regression dauerhaft und rezidivfrei bleibt.

Beim gegenwärtigen Kenntnisstand sollte bei jedem neu diagnostizierten niedrig malignen B-Zell-MALT-Lymphom heute vor einer eingreifenden chirurgischen oder zytostatisch-radiologischen Therapie zunächst die Helicobacter-Eradikationsbehandlung eingesetzt werden, um so möglicherweise eine Regression des Lymphoms zu erreichen. Zu empfehlen ist eine derartige Behandlung im Rahmen einer prospektiven Studie, um möglichst schnell große Erfahrungen auf diesem Gebiet zu sammeln.

Magenkarzinom

Die Helicobacter-pylori-Gastritis ist eine präkanzeröse Kondition. Etwa 70–80 % aller Magenkarzinome entstehen auf dem Boden der Helicobacter-pylori-Gastritis. Eine allgemeine Empfehlung zur Helicobacter-pylori-Eradikationstherapie als Prophylaxe eines Magenkarzinoms läßt sich daraus aber nicht ableiten. Zu diskutieren ist diese prophylaktische Therapie jedoch bei Kindern, Jugendlichen und jungen Erwachsenen (z. B. unter 30 Jahren). Auch bei H.p.-Gastritis-Patienten mit bekannter Häufung von Magenkarzinomen in der Familienanamnese wäre eine H.p.-Eradikationstherapie zu überlegen. Zu diskutieren ist auch, ob das Risiko der Entstehung eines metachronen Zweitkarzinoms im Restmagen nach aboraler Magenresektion wegen Karzinom durch eine Helicobacter-pylori-Eradikationstherapie zu vermindern ist.

Literatur

[1] *Pajares, J. M., A. S. Pena, P. Malfertheiner:* Helicobacter pylori and Gastroduodenal Pathology. Springer Verlag, Berlin 1993
[2] *Coghlan, J. G., D. Gilligan, H. Humphries* et al.: Campylobacter pylori and recurrence of duodenal ulcer: a 12-month follow-up study. Lancet II (1987) 1109–1111
[3] *Rauws, E. A. J., G. N. J. Tytgat:* Cure of duodenal ulcer associated with eradication of Helicobacter pylori. Lancet II (1990) 1233–1235
[4] *Marshall, B. J., C. S. Goodwin, J. R. Warren* et al.: Prospective double-blind trial of duodenal ulcer relapse after eradication of Campylobacter pylori. Lancet II (1988) 1437–1442
[5] *Smith, A. C., A. B. Price, P. Borriello, A. J. Levi:* A comparison of ranitidine and tripotassium dicitratobismuthate (TDB) in relapse rates of duodenal ulcer: the role of Campylobacter pylori (CP). Gastroenterology 94 (1988) A431
[6] *George, L. L., T. J. Borodi, P. Andrews* et al.: Cure of duodenal ulcer after eradication of Helicobacter pylori. Med. J. Aus. 153 (1990) 145–149
[7] *Patchett, S., S. Beattie, E. Leen* et al.: Helicobacter pylori and duodenal ulcer recurrence. Amer. J. Gastroenterol. 87 (1992) 24–27

8 *Coelho, L. G. V., M. C. F. Passos, Y. Chausson* et al.: Duodenal ulcer and eradication of Helicobacter pylori in a developing country. A 18-month follow-up study. Scand. J. Gastroenterol. 27 (1992) 62–366
9 *Bayerdörffer, E., G. Mannes, A. Sommer* et al.: Long-term follow-up after Helicobacter pylori eradication with combined omeprazole and amoxycillin treatment. Europ. J. Gastroenterol. Hepatol. 4 (1992) 697–702
10 *Graham, D. Y., G. M. Lew, H. M. Malaty* et al.: Factors influencing the eradication of Helicobacter pylori with triple therapy. Gastroenterology 102 (1992) 493–496
11 *Labenz, J., E. Gyenes, G. H. Rühl, G. Börsch:* Amoxycillin/omeprazole cures ulcer disease associated with Helicobacter pylori infection. Amer. J. Gastroenterol. 87 (1992) 1270
12 *Seppälä, K., M. Färkkilä, H. Nuutinen* et al.: Triple therapy of Helicobacter pylori infection in peptic ulcer. Scand. J. Gastroenterol. 27 (1992) 973–976
13 *Vigneri, S., R. Termini, A. Scialabba* et al.: One year relapse rate after H. pylori eradication with omeprazole plus antimicrobials. Gastroenterology 10 (1993) A220
14 *Malfertheiner, P.:* Compliance, adverse events and antibiotic resistance in Helicobacter pylori treatment. Scand. J. Gastroenterol. 28, Suppl. 196 (1993) 34–37
15 *Holtmann, G., D. Armstrong, H. Goebell, R. Arnold, M. Classen, M. Fischer, and RUDER Study Group:* Does long-term maintenance therapy with ranitidine affect the natural course of duodenal ulcer disease? Europ. J. Gastroenterol. Hepatol. 5 (1993) 317–331
16 *Lauritsen, K., B. N. Andersen, L. S. Laursen* et al.: Omeprazol 20 mg Three Days a Week an 10 mg Daily in Prevention of Duodenal Ulcer Relapse. Double-Blind Comparative Trial. Gastroenterology 100 (1991) 663–669
17 *Graham, D. Y., G. M. Lew, P. D. Klein* et al.: Effect of treatment of Helicobacter pylori on the recurrence of gastric ulcers or duodenal ulcers: a randomized controlled study. Ann. inter. Med. 116 (1992) 705–708
18 *Tatsuta, M., H. Ishikawa, H. Iishi, S. Okuda, Y. Yokota:* Reduction of gastric ulcer recurrence after suppression of Helicobacter pylori by cefixime. Gut 31 (1990) 973–76
19 *Labenz,* et al.: Z. Gastroenterologie, Abstrakt (1993)
20 *McCarthy, D. M.:* Pathogenetic mechanisms of gastroduodan injury: nonsteroidal anti-inflammatory drugs. Gastroenterology 1 (1991) 876–880
21 *Loebs, D. S., N. J. Talley, D. A. Ahlquist, H. A. Carpenter, A. R. Zinsmeister:* Long term nonsteroidal anti-inflammatory drug use and gastroduodenal injury: the role of Helicobacter pylori. Gastroenterology 102, (1992) 1899–1905
22 *Taha, A. S., J. Nakshabendi, F. D. Lee, R. D. Sturrock, R. I. Russel:* Chemical gastritis and Helicobacter pylori related gastritis in patients receiving non-steroidal antiinflammatory drugs: Comparison and correlation with peptic ulceration. J. clin. Pathol. 45, 2 (1992) 135–139
23 *Malfertheiner, P., A. Stanescu, K. Baczako, E. Vanek, G. Bode, H. Ditschuneit:* Wismutsubsalicylat-Behandlung bei Cympylobacter-pylori-assoziierter chronischer erosiver Gastritis. Dtsch. med. Wschr. 113 (1988) 923–929

24 *Rokkas, T., C. Pursey, E. Uzoechina, L. Dorrington, N. A. Simmons, M. I. Filipe, G. E. Sladen:* Non-ulcer dyspepsia and short-term De-No1 Therapy: a placebo controlled trial with particular reference to the role of Campylobacter pylori. Gut 29 (1988) 1389
25 *Glupczynski, Y., A. Burette, M. Labbe* et al.: Campylobacter pylori-associated gastritis; a double blind placebo-controlled trail with amoxycillin. Amer. J. Gastroenterol. 83 (1988) 365
26 *Loffeld, R. J. L. F., H. V. J. P. Potters, E. Stobberingh, J. A. Flendrig, J. P. Van spreeuwel, J. W. Arends:* Campylobacter associated gastritis in patients with non-ulcer dyspepsia: a Double blind placebo controlled trial with colloidal bismuth subcitrate. Gut 30 (1989) 1206
27 *Lambert, J. R., K. Dunn, M. Borromeo, M. G. Korman, J. Hansky:* Campylobacter pylori – a role in non-ulcer dyspepsia? Scand. J. Gastroenterol., Suppl. 160 (1989) 7
28 *Kang, J. Y., H. H. Tay, A. Wee, R. Guan, M. V. Math, I. Yap:* Effect of colloidal bismuth subcitrate on symptoms and gastric histology in non-ulcer dyspepsia. A double blind placebo controlled study. Gut 31 (1990) 476
29 *Kazi, J. I., N. A. Jafarey, S. M. Alam, S. J. Zuberi, A. M. Kazi, H. Qureshi, W. Ahmed:* A placebo controlled trial of bismuth salicylate in Helicobacter pylori associated gastritis. JPMA 40 (1990) 154
30 *Goh, K. L., N. Parasakthi, S. C. Peh, N. W. Wong, Y. L. Lo, S. D. Puthucheary:* Helicobacter pylori infection and non-ulcer dyspepsia: the effect of treatment with colloidal bismuth subcitrate. Scand. J. Gastroenterol. 26 (1991) 1123
31 *Marshall, B. J., J. E. Valenzuela, R. W. McCallum, C. P. Dooley, R. L. Guerrant, H. Cohen, H. F. Frierson, L. G. Field, G. R. Jerdack, S. Mitra:* Bismuth Subsalicylate Suppression of Helicobacter pylori in Nonulcer Dyspepsia: A Double-Blind Placebo-Controlled Trial. Dig. Dis. Sci. 38 (1993) 1674–1680
32 *Patchett, S., S. Beattie, E. Leen, C. Keane, C. O'Morain:* Eradicating Helicobacter pylori and symptoms of non-ulcer dyspepsia. B. M. J. 303 (1991) 1238–1240
33 *Ritter, M. M., R. Hatz, W. Brooks, M. Stolte:* Menetrier's Disease and Helicobacter pylori. N. J. Med. (1993)329, 1, 60
34 *Stolte, M., S. Eidt:* Healing gastric MALT lymphomas by eradicating H. pylori? Lancet 342 (1993) 568
35 *Wotherspoon, A. C., C. Doglioni, T. C. Diss, L. Pan, A. Moschini, M. de Boni, P. G. Isaacson:* Regression of primary low-grade B-cell gastric lymphoma of mucosa-associated lymphoid tissue type after eradication of Helicobacter pylori. Lancet 342 (1993) 575–577
36 *Hussel, T., P. G. Isaacson, J. E. Crabtree, J. Spencer:* The response of cells from low-grade B-cell gastric lymphomas of mucosa-associated lymphoid tissue to Helicobacter pylori. Lancet 342 (1993) 571–574

Die Wertigkeit der Helicobacter-pylori-Infektion-Monotherapien

E. Seifert

Die klinischen Zielsetzungen einer Helicobacter-pylori (H.p.)-Therapie sind
1. die dauerhafte Verhinderung von Rezidiven bei peptischer Ulkuskrankheit und
2. die symptomatische Besserung dyspeptischer Beschwerden bei H.p.-positiver nicht ulzeröser Dyspepsie.

Daß diese Zielsetzungen erreichbar sind, zeigen klinische Studien (23, 25, 26). Ein dauerhafter therapeutischer Erfolg kann aber nur durch vollständige Entfernung des Erregers erreicht werden. Deshalb konzentrieren sich die Mehrzahl der Studien zunächst auf das Ziel der Keimfreiheit (Eradikation).

Bei der Definition des Therapiezieles müssen zeitliche und methodische Kriterien beachtet werden. Gelingt es mit einem Medikament, am Ende der Therapie Keimfreiheit zu erreichen, sprechen wir von Elimination. Dieses Ergebnis kann aber nicht als repräsentativ für das therapeutische Ergebnis angesehen werden. In den darauffolgenden Wochen ist mit einer hohen Rezidivrate zu rechnen. Es handelt sich dabei nicht um eine externe Neuinfektion, sondern um ein Wiederauftreten des nur unvollständig eliminierten ursprünglichen Keims, wie vergleichende DNS-Analysen der entsprechenden H.-pylori-Stämme ergeben haben. Bleibt der Keim auch vier Wochen nach Therapieende nicht mehr nachweisbar, sprechen wir von Eradikation, und in diesem Fall ist mit einer langfristigen Rezidivfreiheit zu rechnen (23, 25, 26). Der initiale therapeutische Erfolg kann also erst vier Wochen nach Therapieende festgestellt werden. Bezüglich der Wahl der Methoden zum Nachweis des Keims ist in einem früheren Kapitel (S. 55) eingegangen worden.

Viele der verwendeten Therapeutika zur Behandlung einer H.p.-Infektion wurden in vitro getestet. Bei der Anwendung in klinischen Studien ergab sich jedoch eine deutliche Diskrepanz zwischen dem In-vivo-Effekt und den Daten aus den Laborexperimenten. Tab. 1 gibt einen Überblick über Therapeutika zur Monotherapie des H.p.

Antibiotika

In vitro ist H.p. hochsensibel gegen Betalactam-Antibiotika (einschließlich Amoxycillin), Tetracyclin, Metronidazol, Tinidazol, makrolide Antibiotika, Quinolone, Gentamycin, Rifampicin und Nitrofurane (26). Die klinische Effizienz der meisten dieser Antibiotika ist jedoch als Monotherapie extrem schlecht. Die Unterschiede von In-vitro-Empfindlichkeit und dem Ergebnis von In-vivo-Studien können nicht sicher erklärt werden:
- Manche Antibiotika wie Erythromycin werden im sauren Milieu unwirksam.
- Der unter der Schleimschicht des Magens liegende H.p. kann für oral gegebene Antibiotika unerreichbar sein.
- Vielleicht muß es zu einer primären systemischen Absorption und nachfolgenden Diffusion oder Sekretion in das Magenlumen kommen, damit der Keim für Antibiotika erreichbar wird.
- Eine erworbene bakterielle Resistenz hat sicher eine entscheidende Bedeutung speziell für das Metronidazol (25, 26). Metronidazol hat eine geringe Aktivität, aber eine hohe Resistenzrate in verschiedenen Ländern. In Europa ist H.p. in etwa 25 % gegen Metronidazol resistent, in den Ländern der Dritten Welt, wo Metronidazol aus anderen Gründen häufig verwendet wird, beträgt die Resistenzrate bis zu 80 % (26).

Tab. 1 Therapeutika zur Monotherapie des H.p.

1. Antibiotika
2. Antazida
3. H$_2$-Rezeptorantagonisten
4. Protonenpumpeninhibitoren
5. Mukosaprotektive Medikamente
6. Wismutpräparate

Tab. 2 Helicobacter-pylori-Elimination und -Eradikation mit Antibiotika.

Substanz	Dosis pro Tag	Dauer der Therapie	Patienten n	Elimination %	Eradikation %	Autor
Amoxycillin	1 125 mg	4 Wochen	22	15	5	*Rauws* (1988) (45)
	2 000 mg	8 Tage	22	91	0	*Glupczynski* (1988) (20)
	2 000 mg	14 Tage	8	72	0	*Glupczynski* (1988) (21)
	1 500 mg	14 Tage	7	43	14	*Unge* (1989) (59)
	2 000 mg	8 Tage	22	91	59	*Burette* (1987) (7)
Nitrofuran	400 mg	14 Tage	46	58	0	*Morgan* (1988) (43)
	400 mg	14 Tage	n. a.	79	n. a.	*Gilman* (1987) (18)
Furazolidin	400 mg	14 Tage	15	86	40	*Morgan* (1988) (43)
	400 mg	14 Tage	n. a.	93	n. a.	*Gilman* (1987) (18)
	1 000 mg	10 Tage	37	n. a.	78	*Lohmann* (1992) (33)

Weiterhin dürfte für die Wirksamkeit einer antibiotischen Therapie die Dosis, die Dauer der Applikation und die Galenik entscheidend sein. In Tab. 2 sind die verfügbaren Studien für H.p.-Elimination und Eradikation mit Antibiotika zusammengefaßt.

Die meisten Studien liegen für Amoxycillin vor. Die Ergebnisse sind unterschiedlich, sowohl was die Eliminationsrate (15 bis 91 %) als auch die Eradikationsrate (0 bis 14 %) anlangt. Die Dauer der Medikation scheint dabei keine entscheidende Rolle zu spielen. Nitrofuran führt in 58 bis 79 % zur Keimelimination, scheinbar aber nicht zur Eradikation.

Furazolidin hat von den angegebenen Antibiotika sichtlich die besten Eliminations- und Eradikationsraten. Allerdings wird die Substanz häufig nicht gut vertragen, speziell nicht in den angegebenen Dosen bis 1000 mg/die.

Gute Ergebnisse sind auch für Ofloxacin unmittelbar nach Therapieende beschrieben worden (24 von 25 Patienten), es führt allerdings auch nicht zur Eradikation.

Von den gängigen, in oraler Form verfügbaren und nach In-vitro-Studien potentiell geeigneten Antibiotika fehlen bisher noch Therapiedaten für Cephalosporine, orale Aminoglykoside. In Tab. 3 ist die erworbene Antibiotikaresistenz gegenüber H.p. angegeben.

Für Amoxycillin und andere Betalactam-Antibiotika sowie für Tetracycline ist eine Resistenz bisher nicht bekannt. Für Nitrofurane ist eine Resistenz fraglich. Selektive Resistenzen sind bekannt gegenüber Fluoroquinolonen, Metronidazol, Tinidazol, für die Makrolitantibiotika und für Rifampicin.

> Summiert man die bisher vorliegenden Ergebnisse einer Monotherapie für H.p.-Infektionen mit Antibiotika, darf man feststellen, daß sich optimistische Ergebnisse von In-vitro-Studien in therapeutischen In-vivo-Studien nicht bestätigt haben. Die in vitro minimalen Hemmkonzentrationen verschiedener Antibiotika sind für klinische Anwendung bei H.p.-Infektionen nicht verwertbar. Antibiotika, als Monotherapie gegeben, führen in hohem Maße zu einer Elimination des Keims, aber nicht zur Eradikation. Das klinisch wirksamste Furazolidin ist in der wirksamen Dosis schlecht verträglich. Somit kann eine Monotherapie mit Antibiotika zur Eradikationstherapie des Helicobacter pylori nicht empfohlen werden.

Tab. 3 Potentielle Ursachen für Antibiotika-Ineffektivität.

Fehler in der Medikamenteneinnahme
Veränderte Medikamentenverteilung und
    insuffiziente Konzentration;
        schlechte Penetration in Fibrin und Mukus
Bakterienresistenz
Medikamenteninteraktionen
Vorhandensein von Bindungsproteinen
Vorhandensein von inaktivierenden Enzymen
Saures pH
Anaerobes Milieu

Antazida

Studien mit Antazida zur Elimination und Eradikation von H.p. sind nur vereinzelt durchgeführt worden. Unabhängig von Dosis und der verwendeten Antazida ergibt sich dabei nur ein geringer Effekt auf Elimination, aber keine auf die Eradikation von H.p. Antazida zur Therapie der H.p.-Infektion sind somit als wirkungslos zu betrachten (26).

Tab. 4 Helicobacter-pylori-Elimination und -Eradikation mit H₂-Rezeptor-Antagonisten.

Substanz	Dosis pro Tag	Dauer der Therapie	Patienten n	Elimination %	Eradikation %	Autor
Cimetidin	800 mg	4 Wochen	53	0	0	*Rauws* (1988) (45)
	800 mg	12 Wochen	15	12	n. a.	*Tatsuda* (1990) (56)
	800 mg	8 Wochen	13	0	0	*Marshall* (1989) (38)
	800 mg	6 Wochen	31	15	n. a.	*Dooley* (1988) (16)
Ranitidin	300 mg	2–6 Wochen	25	8	n. a.	*Bayerdörffer* (1990) (2)
	300 mg	6 Wochen	45	0	0	*Bayerdörffer* (1992) (2)
	300 mg	4 Wochen	32	6	0	*Bayerdörffer* (1992) (2)
Famotidin	40 mg	4 Wochen	39	3	0	*Chengyl* (1992) (10)

H₂-Rezeptorantagonisten

Studien über die Verwendung von H₂-Rezeptorantagonisten zur Elimination und Eradikation von H.p. sind in Tab. 4 zusammengefaßt.

Unter Cimetidin wurde H.p. in 0–15 % eliminiert, aber in keinem Fall eradiziert. Unter Ranitidin betrug die Eliminationsrate 0–8 %, die Eradikationsrate war 0. In einer vorliegenden Studie mit Famotidin betrug die Eliminationsrate 3 %, die Eradikationsrate war 0.

Somit kann festgestellt werden, daß H₂-Rezeptorantagonisten nicht zur Eradikation von Helicobacter pylori führen und dementsprechend keinen Einfluß auf den Keim haben.

Protonenpumpeninhibitoren

Bisher sind Studien zu Omeprazol und Lansoprazol mitgeteilt worden. Der Einfluß von Protonenpumpeninhibitoren (PPI) auf H.p. ist bisher unklar. Veränderungen des Foveolarepithels und Quantität und Qualität des gastralen Schleims wurden unter PPI nicht beobachtet. In vitro haben PPI eine bakteriostatische Wirkung auf H.p. mit minimalen Endkonzentrationen in der Größenordnung der Wismutsalze.

■ Zu der häufigen Erklärung, daß es unter Säuresuppression zu einer bakteriellen Überwucherung im Magen kommt, liegen wissenschaftlich widersprüchliche Resultate vor. Auch scheint eine bakterielle Überwucherung bei Protenenpumpenhemmern in üblicher Dosierung (20–40 mg Omeprazol) nicht wahrscheinlicher zu sein als unter H₂-Rezeptorblockertherapie, die bewiesenermaßen keine Wirkung auf den H.p. entfaltet.

Die Dauer einer PPI-Therapie scheint für die H.p.-Suppression in vivo offenbar von größerer Bedeutung zu sein als die Dosis des Therapeutikums. Bewiesen ist, daß eine Omeprazol-Therapie mit 20–40 mg pro die zwar bei etwa 30 % der behandelten Patienten zu einer H.p.-Elimination im Antrum bei Persistenz der H.p.-Besiedlung im Korpus führt, aber nur selten eine H.p.-Elimination im Antrum und Korpus möglich ist. Die H.p.-Elimination führt zur Reduktion des Grades und der Aktivität der Gastritis, kann aber die Rekolonisation nicht verhindern. Zum Beweis einer Keimeradikation sind deshalb zum histologischen Keimnachweis Biopsien aus Antrum und Korpus notwendig. Unter Omeprazoltherapie verschwindet häufig H.p. aus dem Antrum, wird aber vermehrt im Korpus gefunden. ■

Beziehen sich somit Eliminations- und Eradikationsstudien auf Antrumbiopsien allein (ohne Korpusbiopsien), werden falsche Ergebnisse mitgeteilt. Aus einer eigenen Pilotstudie geht hervor, daß eine Omeprazoltherapie in einer Dosis von 40 mg über vier Wochen, bezogen auf den H.p.-Nachweis im Antrum und Korpus, weder zu einer Elimination noch zu einer Eradikation des Keimes führt. Ebenso ist eine hochdosierte Omeprazoltherapie (80 mg) über acht bzw. zehn Tage nicht wirksam. 80 mg Omeprazol über 14 Tage hingegen führt in 30 % zur Elimination des Keims in Antrum und Korpus, aber nur in 12 % zur Eradikation.

In Tab. 5 sind die Helicobacter-pylori-Eliminations- und -Eradikationsraten mit Protonenpumpeninhibitoren, die bisher vorliegen, zusammengefaßt.

■ Es ergibt sich, daß mit 20–40 mg Omeprazol eine Eliminationsrate von 15–20 % möglich ist, wenn man nur die Studien berücksichtigt, wo der H.p.-Nachweis in Antrum- und Korpusbiopsien erbracht wurde. Die Eradikationsrate in diesen Studien beträgt 0–13 %. Eine Erhöhung der Omeprazoltherapie auf bis zu 230 mg pro die ergibt Eliminationsraten von 46 % und Eradikationsraten von 2 %.

Für Lansoprazol liegen bisher nur zwei Studien vor. In einer wird mit 30 mg pro die über vier Wochen eine

Tab. 5 Helicobacter-pylori-Elimination und -Eradikation mit Protonenpumpeninhibitoren.

Substanz	Dosis pro Tag	Dauer der Therapie	Patienten n	Elimination %	Eradikation %	Autor
Omeprazol	20 mg	4 Wochen	18	56	n.a.	Biasco (1989)* (3)
	20–40 mg	~9 Wochen	134	34	n.a.	Stolte (1990) (55)
	80 mg + 20 mg	2 Wochen + 6 Wochen	30	27	0	Bayerdörffer (1992) (1)
	40 mg	4 Wochen	9	22	n.a.	Mainguet (1989)* (34)
	40 mg	14 Tage	8	13	0	Unge (1989)* (59)
	20 mg	4 Wochen	43	24	13	Chengyl (1992) (10)
	230 mg (!)	4 Wochen	45	46	2	Fiocca (1992) (17)
	20 mg	4 Wochen	30	0	n.a.	Cariani (1991) (9)
	40 mg	4 Wochen	13	15	0	Wagner (1991) (62)
	40 mg	4 Wochen	17	0	0	Rauws (1991) (47)
	20 mg	4 Wochen	22	50	5	Collins (1991)* (13)
	20 mg	4 Wochen	20	60	0	Rokkas (1991)* (49)
	20 mg	4 Wochen	20	0	n.a.	Vandelli (1991)* (60)
	20 mg	4 Wochen	17	59	12	Daw (1990) (14)
Lansoprazol	30 mg	14 Tage	8	n.a.	0	de Korwin (1992) (15)
	30 mg	4 Wochen	10	40	0	Lamoulaitte (1992) (30)

* nur Antrumbiopsien untersucht

Eliminationsrate von 40 % und eine Eradikationsrate von 0 % angegeben, in der anderen Studie über vierzehn Tage mit der gleichen Dosis wird ebenfalls die Eradikationsrate mit 0 beziffert. ■

Faßt man somit die vorliegenden Studien mit Protonenpumpeninhibitoren zusammen, läßt sich feststellen, daß in etwa 20 % eine Elimination von H.p. in Antrum und Korpus erreicht werden kann, wobei die Therapiedauer mindestens zwei Wochen betragen muß. Die Eradikation kommt nur in wenigen Fällen zustande. Erhöht man die Omeprazoldosis auf 80 mg oder mehr, erhöhen sich sowohl Eliminations- als auch Eradikationsraten, wobei auch dann eine Eradikation nicht höher als 13 % möglich zu sein scheint. Für Lansoprazol liegen nur wenige Daten vor. Auch hier scheint mit der üblichen Dosis über vierzehn Tage bis vier Wochen lediglich eine ausreichende Elimination, nicht aber eine Eradikation möglich zu sein. Demnach sind auch Protonenpumpenhemmer als Monotherapie zur Behandlung der H.p.-Infektion nicht geeignet.

Mukosaprotektive Medikamente

Die wenigen vorliegenden Studien mit Sucralfat und Prostaglandin-Analoga ergaben keinen signifikanten Effekt auf die H.p.-Kolonisation in der Magenschleimhaut. Sie sind für eine H.p.-Infektion als unwirksam zu betrachten (45, 46).

Wismutmedikation

Wismutpräparationen haben sowohl in vitro als auch in vivo Effektivität. Dies gilt sowohl für Wismutsubsalizylat als auch kolloidales Wismut.

Wismut hat einen bakteriziden Effekt auf Helicobacter pylori. Der Keim verschwindet häufig innerhalb von 24 Stunden aus der Magenschleimhaut. Wismutpräparation sind topisch effektiv und scheinen vorwiegend durch lokale Aktionen zu wirken. Es kommt aber zu einer systemischen Absorption mit Akkumulation in der Leber, der Niere und im Nervensystem. Dieses Phänomen, verbunden mit der geringen Elimination, scheint den Effekt von Wismutpräparationen zur Eradikation von H.p. zu verstärken. In der Praxis wird eine Schwarzfärbung des Stuhls, eine Schwärzung der Zähne und der Zunge mit flüssigen Präparationen und mit Kautabletten beschrieben. Wismut scheint aber nicht tief in die Foveolae einzudringen. Deshalb führt Wismut auch zu einem früheren Rezidiv der Infektion. Die Verabreichung 4mal täglich scheint effektiver als 2mal täglich zu sein. Eine 8-Wochen-Therapie ergibt nicht bessere Resultate als eine 4-Wochen-Behandlung. Hingegen scheint eine 2wöchige Therapie schlechtere Resultate zu liefern. Eine längerdauernde Therapie mit hohen Dosen von Wismut führt zu neurologischen Nebenwirkungen und sollte nicht durchgeführt werden.

Tab. 6 Helicobacter-pylori-Elimination und -Eradikation mit Wismutsalzen.

Substanz	Dosis mg/d	Dauer der Therapie	Elimination %	Eradikation %	Autor
BSS	3×270	4 Wochen	66	n.a.	Rösch (1987) (48)
BSS	3×300	2 Wochen	78	n.a.	Malfertheiner (1988) (35)
BSS	3×300	2 Wochen	71	n.a.	Malfertheiner (1988) (35)
BSS	4×540	3 Wochen	78	n.a.	McNulty (1986) (41)
BSS	4×540	3 Wochen	70	n.a.	Lanza (1989) (32)
BSS	4×540	3 Wochen	80	n.a.	Malfertheiner (1988) (35)
BSS	3×900	5 Tage	83	n.a.	Menge (1988) (42)
BSS			n.a.	< 10	Marshall (1990) (39)
BSS	3×900	4 Wochen	47	17	Börsch (1988) (4)
BSS	3×900 (Tabl.)	1 Woche	94	26	Bosseckert (1992) (6)
	3×820 (Susp.)	1 Woche	94	12	
BSS	3×600	4 Wochen	72	24	Stadelmann (1992) (51)
BSS	3×600	4 Wochen	50	8	Wagner (1992) (63)
CBS	4×240	4 Wochen	73	n.a.	Lambert (1987) (28)
CBS	4×120	4 Wochen	30	12	Rauws (1988) (45)
CBS	4×240	4 Wochen	n.a.	8	Rauws (1985) (44)
CBS	4×240	4–6 Wochen	n.a.	45	Coghlan (1987) (12)
CBS	4×240	8 Wochen	50	n.a.	Tytgat (1986) (57)
CBS	2×480	8 Wochen	83	n.a.	Rokkas (1988) (50)
CBS	4×480	4–6 Wochen	n.a.	27	Marshall (1988) (37)
CBS	4×120	4 Wochen	42	10	Langenberg (1987) (31)
CBS	4×180	8 Wochen	44	27	Lambert (1987) (28)
CBS	4×120	8 Wochen	27	23	Marshall (1991) (40)
CBS	2×240	4 Wochen	81	n.a.	Goh (1991) (24)
CBS	4×120	4 Wochen	n.a.	32	Collins (1990) (13)
Bi aluminat	3×300	3 Wochen	57	n.a.	Stanescu (1989) (52)
Bi nitrat + Bi aluminat	3×350	3 Wochen	56	n.a.	Stanescu (1989) (53)
Bi aluminat	2×400	3 Wochen	83	n.a.	Malfertheiner (1990) (36)
Bi subcarbonat	4×200	3 Wochen	60	n.a.	Stanescu (1990) (54)

BSS   Bismut subsalicylat
CBS   Colloidales Bismut
n.a.   nicht angegeben

Unmittelbar nach Beendigung einer Therapie mit Wismutsalzen ist in zahlreichen Studien eine hohe Rate von H.p.-Wiederbefall berichtet worden. Resistenz nach Wismutapplikation scheint nicht vorzukommen. Am besten scheint zu sein, Wismutpräparate mit den Mahlzeiten aufzunehmen. Ob Tabletten, Kapseln, liquide Präparation, Pulverform oder magenresistente Präparation besser wirkt, ist nicht ausreichend untersucht.

Die in den bisher vorliegenden Monotherapiestudien zur Helicobacter-pylori-Elimination und -Eradikation mit Wismutsalzen erzielten Ergebnisse sind in Tab. 6 dargestellt.

Aufgrund der bisherigen Daten kann festgestellt werden, daß Wismutsalze in 27–94 % zur Elimination von H.p. führen. Der Effekt, der schnell auftritt, konnte bei ähnlichen Eliminationsraten bereits bei einer Therapiedauer von einer Woche beobachtet werden. Die Eradikation des Keimes wird allerdings nur in 8 bis maximal 32 % in der Literatur nachgewiesen. Dabei scheinen Dosis und Art der verwendeten Wismutsalze (BSS oder CBS bzw. Bi-Aluminat, Bi-Nitrat, Bi-Subcarbonat) keine wesentliche Rolle zu spielen. Demnach ist mit Wismutsalzen eine vorübergehende Suppression des Keims in den meisten Fällen möglich. Es kommt aber in kurzer Zeit wieder zum Aufflackern der H.p.-Infektion und demnach nicht zur Eradikation.

Summarisch gesehen unterdrückt Wismut demnach die Helicobacter-pylori-Infektion für kurze Zeit, beseitigt aber den Keim nicht auf Dauer. Eine Keimfreiheit kann durch Wismut nur in Einzelfällen erreicht werden.

Tab. 7 Helicobacter-pylori-Eradikation mit verschiedenen Substanzen.

Substanz	Autoren	Eradikation (%)	Bereich (%)
Amoxycillin	*Rauws* (1988) (45), *Rauws* (1989) (46), *Wagner* (1989) (61), *Börsch* (1988) (4) *Burette* (1987) (7), *Unge* (1988) (58)	17	0–30
Metronidazol	*Rauws* (1988) (45), *Rauws* (1989) (46) *Kalenig* (1987) (27)	6	0–10
Furazolidin	*Morgan* (1988) (43) *Gilman* (1987) (18), *Lohmann* (1992) (33)	10	0–27
Ofloxacin	*Kalenig* (1987) (27), *Glupczynski* (1987) (19)	59	20–33
Nitrofuran	*Gilman* (1987) (18), *Morgan* (1988) (43)	0	0
Josamycin	*Lamouliatte* (1987) (29)	0	0
Clindamycin	*Glupczynski* (1989) (22)	0	0
Azythromycin	*Burette* (1989) (8)	0	0
Tetracyclin	*Rauws* (1988) (45), *Rauws* (1989) (46)	0	0
Spiramycin	*Rauws* (1988) (45); *Rauws* (1989) (46)	0	0
Antazida	*Heatley* (1992) (26)	0	0
H$_2$-Rezeptorantagonisten	siehe Tab. 4	0	0
Protonenpumpeninhibitoren	siehe Tab. 5	4	0–13
Mukosaprotektive Medikamente	*Rauws* (1988) (45), *Rauws* (1989) (46)	0	0
BSS	siehe Tab. 6	20	12–26
BCS	siehe Tab. 6	24	10–45

Helicobacter-pylori-Eradikation mit verschiedenen Substanzen

In Tab. 7 sind die Eradikationsraten mit verschiedenen Substanzen aufgeführt. Einige Faktoren, die möglicherweise entscheidenden Einfluß auf eine effiziente Anti-H.-pylori-Therapie haben, sind zum jetzigen Zeitpunkt noch nicht ausreichend untersucht (Tab. 8).

Tab. 8 Nicht ausreichend untersuchte Faktoren, die möglicherweise entscheidenden Einfluß auf eine effiziente Anti-H.-pylori-Therapie haben.

Art der Medikation (Tablette, Suspension, Kolloid, Granula etc.)
Verabreichung in Beziehung zu den Mahlzeiten
Häufigkeit der Verabreichung
Dosierung der Medikamente
Dauer der Therapie
Verabreichung von Mukolytika

Zusammenfassend kann festgestellt werden, daß die Eradikationsraten mit einer Monotherapie derzeit unzureichend sind. Als Monotherapie eignen sich am besten Wismutpräparate, wobei zwischen BSS und CBS kein signifikanter Unterschied besteht. Antibiotika sind als Monotherapie nicht zu empfehlen. Die besten Resultate werden noch mit Ofloxacin und Amoxycillin berichtet. Furazolidon ist zwar wirksam, aber schlecht verträglich in hoher Dosierung. Omeprazol unterdrückt H.p., führt häufig zur Elimination, aber selten zur Eradikation. Unwirksam sind Sucralfat, Pirenzipin, H$_2$-Blocker und Antazida.

Schlußfolgerungen

Wismutpräparationen, Antibiotika (Amoxycillin, Ofloxacin, Furazolidon) und Protonenpumpeninhibitoren führen häufig zu einer Elimination, aber nur in bis zu 27 % zur Eradikation von H.p. Demnach ist eine Monotherapie weder mit Wismutsalzen, Antibiotika noch mit Protonenpumpenhemmern allein wirksam.

Zum jetzigen Zeitpunkt kann somit eine Monotherapie mit allen oben angeführten Substanzen keine wirksame Therapie für eine H.p.-Eradikation darstellen.

Literatur

1 *Bayerdörffer, E., G. A. Mannes, A. Sommer:* High dose Omeprazole treatment combined with Amoxicillin eradicates Helicobacter pylori. Europ. J. Gastroenterol. Hepatol. 4 (1992) 697–702
2 *Bayerdörffer, E., G. A. Mannes, W. Höchter et al.:* Verminderte Rezidivrate von Ulcera duodeni nach antibakterieller Therapie von Helicobacter pylori – Münchner Ulcus duodeni Studie. Z. Gastroenterol. 30, Suppl. 2 (1992) 61–68
3 *Biasco, G., M: Miglioli, L. Barbara et al.:* Omeprazole, Helicobacter pylori, gastritis and duodenal ulcer. Lancet (1989) 1403
4 *Börsch, G.:* Therapie der Campylobacter pylori Infektion. Review. Leber Magen Darm 18 (1988) 38–45
5 *Börsch, G., U. Mai, K. M. Z. Müller:* Monotherapy or polychemotherapy in the treatment of Campylobacter pylori related gastroduodenal disease. Scand. J. Gastroenterol. 23, Suppl. 142 (1988) 101–106
6 *Bosseckert, H., R. Arendt, B. Wohlgemuth, M. Stolte:* Der Vergleich der Wirksamkeit von Wismutsubsalicylat-Tabletten und Wismutsubsalicylat-Suspension in der Behandlung der aktiven chronischen B-Gastritis sowie der Einfluß einer sich anschließenden vierwöchigen Prophylaxe auf die Rezidivrate des Helicobacter-Befalls – Eine offene randomisierte Multizenter-Studie. Z. Gastroenterol. 30, Suppl. 2 (1992) 36–43
7 *Burette, A., Y. Glupczynski, M. Dereuck, M. Deltenre:* Campylobacter pyloridis and associated gastritis: Investigator blind, placebo controlled trial with Amoxycillin. Abstract No 28, IVth International Workshop on Campylobacter Infection. Göteborg, Sweden, June 1987
8 *Burette, A., Y. Glupczynsiki, C. Duprez et al.:* Evaluation of Azythromycin in Campylobacter pylori associated gastritis. Klin. Wschr. 67, Suppl. X V III (1989) 7
9 *Cariani, G., A. Vandelli, D. Santini et al.:* Lack of activity of Omeprazole against Helicobacter pylori. Amer. J. Gastroenterol. 86 (1991) 1690
10 *Chengyl, Z., Y. Yangiong, H. Jiesong et al.:* Evaluation of Ranitidine, Famotidine, Omeprazole and De-Nol in treatment of duodenal ulcer with Helicobacter pylori infection. V. Workshop on gastroduodenal pathology and Helicobacter pylori. Dublin, July 1992
11 *Coelho, L. G. V., D. M. M. Queiroz, A. J. A. Barbosa et al.:* Furazolidone x Cimetidine in duodenal ulcer Campylobacter pylori. Gastroenterology 96 (1989) A 91
12 *Coghlan, J. G., D. Gilligan, H. Humphries:* Campylobacter pylori and recurrence of duodenal ulcers: a 12-month follow-up study. Lancet 2 (1987) 1109–1112
13 *Collins, R., C. Keane, C. O'Morain:* Omeprazole and colloidal Bismuth subcitrate ± adjuvant antibiotics in the treatment of Helicobacter pylori associated duodenal ulcer disease. Gastroenterology 100, Abstr. 22 (1991)
14 *Daw, M. A., P. Deegan, S. Beattie et al.:* Suppression of Helicobacter pylori during the clinical use of Omeprazole. Gut 31 (1990) A 1199
15 *De Korwin, J. D., M. Joubert, N. Bazin et al.:* Lansoprazole versus Lansoprazole plus antibiotics in the treatment of Helicobacter pylori gastritis infection. A multicenter randomized trial. V. Workshop on gastroduodenal pathology and Helicobacter pylori. Dublin, July 1992
16 *Dooley, C. P., D. McKenna, H. Humphreys et al.:* Histological gastritis in duodenal ulcer: Relationship to Campylobacter pylori and effect of ulcer therapy. Amer. J. Gastroenterol. 83 (1988) 278–282
17 *Fiocca, R., L. Villiani, O. Luinetti et al.:* Helicobacter pylori (H.p.) eradication and sequential clearance of inflammation in duodenal ulcer patients treated with Omeprazole and antibiotics. V. Workshop on gastroduodenal pathology and Helicobacter pylori. Dublin, July 1992
18 *Gilman, R., R. Leon-Barua, A. Ramirez-Ramos et al.:* Efficacy of nitrofurans in the antral gastritis associated with Campylobacter pyloridis. Gastroenterology 92, part 2, Abstract (1987) 1528
19 *Glupczynski, Y., M. Labbe, A. Burette et al.:* Treatment failure of Ofloxacin in Campylobacter pylori infection. Lancet I (1987) 1096
20 *Glupczynski, Y., A. Burette, M. Labbe et al.:* Campylobacter pylori-associated gastritis: a double-blind placebo-controlled trial with Amoxycillin. Amer. J. Gastroenterol. 83 (1988) 365–372
21 *Glupczynski, Y., A. Burette, J. F. Nyst et al.:* Campylobacter pylori-associated gastritis: Attempts to eradicate the bacteria by various antibiotics and anti-ulcer regimes. Acta Gastroenterol. Belgia 51 (1988) 329–337
22 *Glupczynski, Y., A. Burette, C. Duprez et al.:* Evaluation of Clindamycin in patients with non-ulcer dyspepsia and Campylobacter pylori associated gastritis. Klin. Wschr. 67, Suppl. XVIII (1989) 24
23 *Glupczynski, Y., A. Burette:* Drug therapy for Helicobacter pylori infection. Problems and pitfalls. Amer. J. Gastroenterol. 85 (1990) 1545–1551
24 *Goh, K. L., N. Pareskthi, C. S. Peh et al.:* Helicobacter pylori infection on non-ulcer dyspepsia: The effect of treatment with colloidal Bismuth subcitrate. Scand. J. Gastroenterol. 26 (1991) 1123–1131
25 *Graham, D. Y., G. Börsch:* The who's and when's of therapy for Helicobacter pylori. Amer. J. Gastroenterol., Editorial 85 (1990) 1552–1555
26 *Heatley, R. V.:* Review article: The treatment of Helicobacter pylori infection. Aliment. Pharmacol. Ther. 6 (1992) 291–303
27 *Kalenic, S., V. Falisevac, M. Scukanec-Spoljar et al.:* Ofloxacin and Metronidazole activity on gastritis and peptic ulcer associated with Campylobacter pylori (CP). Abstract No. 75, IVth International Workshop on Campylobacter Infections. Göteborg, Sweden, June 1987
28 *Lambert, J. R., M. Borraneo, M. G. Korman et al.:* Effect of colloidal Bismuth (De-Nol) on healing and relaps of duodenal ulcer: Role of Campylobacter pylori-disease. Gastroenterology 92 (1987) 1489–1494
29 *Lamouliatte, H., F. Megraud, A. de Mascarel et al.:* Placebo-controlled trial of Josamycin in Campylobacter pyloridis associated gastritis. Abstract No 190, IVth International Workshop on Cympylobacter Infections, Göteborg, Sweden, June 1987

30 *Lamouliatte, H., P. H. Bernard, R. Cayla* et al.: Effect of Lansoprazole against Helicobacter pylori in vivo. V. Workshop on gastroduodenal pathology and Helicobacter pylori. Dublin, July 1992
31 *Langenberg, W., E. A. J. Rauws, H. J. Houthoff* et al.: Follow-up of C. pyloridis-associated gastritis after treatment with Amoxicillin and/or colloidal Bismuth subcitrate. IVth International Workshop on Campylobacter infections. Göteborg, abstract 94 (1987)
32 *Lanza, F. L., M. F. Rack, D. F. Peterson:* Eradication of Campylobacter pyloridis with Bismuth subsalicylate. Amer. J. Gastroenterol. 81 (1986) 853–859
33 *Lohmann, J., H. H. Porst, J. Schönlebe, H. Riedel:* Effects of Furazolidon therapy on the intensity of H.p. gastritis. V. Workshop on gastroduodenal pathology and Helicobacter pylori. Dublin, July 1992
34 *Mainguet, P., M. Delmee, J. C. Debongnie:* Omeprazole, Campylobacter pylori and duodenal ulcer. Lancet (1989) 389–390
35 *Malfertheiner, P., A. Stanescu, K. Baczako* et al.: Chronic erosive gastritis-A therapeutic approach with Bismuth. Scand. J. Gastroenterol. 23, Suppl. 142 (1988) 87–91
36 *Malfertheiner, P., A. Stanescu, K. Baczako* et al.: Wirksamkeit eines Wismuthkombinationspräparates. Effektivität in der Behandlung von chronischer aktiver Gastritis und nicht-ulzeröser Dyspepsie. Fortschr. Med. 108 (1990) 402–408
37 *Marshall, B. J., C. S. Goodwin, J. W. Warren* et al.: Prospective double blind trial of duodenal ulcer relapse rate after eradication of Campylobacter pylori. Lancet II (1988) 1439–1442
38 *Marshall, B. J., C. S. Goodwin, J. R. Warren* et al.: Duodenalulcus-Rezidive nach C. pylori-Elimination: Eine prospektive Doppelblindstudie. Lancet 3, deutsche Ausgabe (1989) 197–203
39 *Marshall, B. J., J. E. Valenzuela, R. W. McCallum* et al.: A placebo-controlled clinical trial of Bismuth subsalicylate for the treatment of Helicobacter pylori- associated gastritis. Gastroenterology 98 (1990) A 83
40 *Marshall, B. J.:* The use of Bismuth in gastroenterology. Amer. J. Gastroenterol. 86 (1991) 16–24
41 *McNulty, C. A. M., J. C. Gearty, B. Crump* et al.: Campylobacter pyloridis and associated gastritis: Investigator blind, placebo controlled trial of Bismuth salicylate and Erythromycin ethylsuccinate. Brit. J. Med. 293 (1986) 645–650
42 *Menge, H., I. Hofmann, U. Boenigk, M. Gregor:* Attempts to eradicate Campylobacter pylori – German experiences in Campylobacter pylori. H. Menge, M. Gregor, G. N. J. Tytgat, B. J. Marshall (Eds.). Springer, Berlin 1988 (288)
43 *Morgan, D., W. Kragt, M. Bender, A. Pearson:* Nitrofurans in the treatment of gastritis associated with Campylobacter pylori. Gastroenterology 95 (1988) 1178–1184
44 *Rauws, E. A. J., G. N. J. Tytgat:* Cure of duodenal ulcer associated with eradication of Helicobacter pylori. Lancet I (1985) 1299–1302
45 *Rauws, E. A. J., W. Langenberg, H. J. Houthoff* et al.: Campylobacter pyloridis-associated chronic active antral gastritis: A prospective study of its prevalence and the effects of antibacterial and antiulcer treatment. Gastroenterology 94 (1988) 229–238
46 *Rauws, E. A. J., G. N. J. Tytgat:* Campylobacter pylori. Department of Gastroenterology and Hepatology. Academic Medical Centre, Amsterdam 1989
47 *Rauws, E. A. J., W. Langenberg, A. Bosma* et al.: Lack of eradication of Helicobacter pylori after Omeprazole. Lancet (1991) 1093
48 *Rösch, W.:* Therapie des peptischen Ulcus und der chronischen Gastritis mit Wismutsalzen. Z. Gastroenterol. 25, Suppl. 4 (1987) 34–38
49 *Rokkas, T., A. Karameris, E. Archavlis* et al.: Omeprazole effectiveness on Helicobacter pylori in duodenal ulcer patients. Gastroenterology 100, Abstr. 24 (1991)
50 *Rokkas, T., C. Pursey, E. Uzoechina:* Non-ulcer dyspepsia and short-term De-Nol therapy: A placebo controlled trial with particular reference to the role of Campylobacter pylori. Gut 29 (1988) 1386–1390
51 *Stadelmann, O., M. Stolte, G. Burkard:* Behandlung der „Non Ulcer Dyspepsie" mit Wismutsubsalicylat. Z. Gastroenterol. 30, Suppl. 2 (1992) 44–53
52 *Stanescu, A., P. Malfertheiner, D. Mayer* et al.: Wismutaluminat in der Gastroenterologie. Therapieeffekte bei chronischer erosiver Campylobacter-pylori-assoziierter Gastritis. Fortschr. Med. 107 (1989) 623–629
53 *Stanescu, A., P. Malfertheiner, D. Mayer* et al.: Wismutsubnitrat – Therapie der Campylobacter-pylori positiven chronischen erosiven Gastritis. Gastro.-Entero.-Hepatol. 2, 7 (1989) 3–10
54 *Stanescu, A., D. Mayer, K. Baczako, P. Malfertheiner:* Basisches Wismutcarbonat bei chronischer Gastritis. Z. Allg. Med. 66 (1990) 881–890
55 *Stolte, M., B. Bethke:* Elimination of Helicobacter pylori under treatment with Omeprazole. Z. Gastroenterol. 28 (1990) 271–274
56 *Tatsuta, M., H. Ishikawa, H. Iishi* et al.: Reduction of gastric ulcer recurrence after suppression of Helicobacter pylori by Cefixime. Gut 31 (1990) 973–976
57 *Tytgat, G. N. J., E. A. J. Rauws, W. Langenberg:* The role of colloidal Bismuth subcitrate in gastric ulcer and gastritis. Scand. J. Gastroenterol. 21, Suppl. 122 (1986) 22–25
58 *Unge, P., J. Olsson, A. Gad, H. Snarpe:* Does Omeprazole 40 mg o. m. improve antimicrobial therapy directed towards gastric Campylobacter pylori in patients with antral gastritis? A pilot study. Poster. Congress, Rome 1988
59 *Unge, P., A. Gad, H. Snarpe, J. Olsson:* Does Omeprazole improve antimicrobial therapy directed towards gastric Campylobacter pylori in patients with antral gastritis. Scand. J. Gastroenterol. 24, Suppl. 167 (1989) 49–54
60 *Vandelli, A., G. Cariani, D. Santini* et al.: Omeprazole and Helicobacter-like organisms in duodenal ulcer. Gastroenterology 100 (1991) A 179
61 *Wagner, S., J. Freise, W. Bär:* Epidemiologie und Therapie der Campylobacter pylori Infektion. Dtsch. med. Wschr. 114 (1989) 407–413
62 *Wagner, S., M. Varrentrapp, K. Haruma* et al.: The role of Omeprazole (40 mg) in the treatment of gastric Helicobacter pylori infection. Z. Gastroenterol. 29 (1991) 595–598
63 *Wagner, S., M. Gebel. M. Lange* et al.: Behandlung H_2-Blocker-refraktärer Ulzera mit Wismutsubsalicylat. Z. Gastroenterol. 30, Suppl. 2 (1992) 69–71

Rolle der Helicobacter-pylori-Eradikation im Behandlungskonzept der peptischen Ulkuskrankheit

J. Labenz, G. Börsch

Das spiralförmige Bakterium Helicobacter pylori (H.pylori, H.p.) ist unzweifelhaft der Erreger der chronischen aktiven Typ-B-Gastritis, wobei es sich um eine direkte kausale Beziehung handelt. Die Rolle des Keimes im Ursachennetz der multifaktoriellen peptischen Ulkuskrankheit des Gastroduodenums muß dagegen wesentlich differenzierter betrachtet werden.

Helicobacter pylori und Ulkus: Assoziation oder Kausalität?

Während die H.-pylori-Prävalenz in Ländern der westlichen Welt mit dem Lebensalter steigt (Regel: 1 % Prävalenzzuwachs pro Lebensjahr), findet sich eine H.p.-Kolonisation der Magenschleimhaut bei Patienten mit duodenaler Ulkuskrankheit altersunabhängig in mehr als 90 % (22). Diese Ergebnisse wurden mittlerweile weltweit bestätigt. Eine H.-plyori-Infektion kann dagegen nur bei etwa 70 % der Patienten mit Ulcera ventriculi gesichert werden. Eliminiert man aus dieser Gesamtgruppe aber diejenigen Patienten mit unbekannter Ulkusgenese (z. B. NSAR-Therapie), so steigt die H.p.-Prävalenz analog der duodenalen Ulkuskrankheit auf 96 % an (38). Es besteht also eine enge, keineswegs aber spezifische Assoziation zwischen der zahlenmäßig weit überwiegenden Gastritis-assoziierten Ulkuskrankheit (GAUD) und der H.-pylori-Infektion.

Assoziation bedeutet aber nicht per se Kausalität. Aus diesem Grund muß man nach weiteren Indizien suchen, die eine ursächliche Beziehung zwischen H.-pylori-Kolonisation und peptischer Ulkuskrankheit evident machen, um damit letztlich eine rationale Basis für therapeutische Implikationen zu schaffen. Dieses gelang mittlerweile durch den Nachweis eines biologischen und zeitlichen Gradienten zwischen H.p.-Infektion und Ulkuskrankheit und insbesondere durch Interventionsstudien, die gezeigt haben, daß sich die Rate der Ulkusrezidive durch eine H.-pylori-Eradikation gegenüber dem Spontanverlauf der Ulkuskrankheit dramatisch und statistisch hoch signifikant senken läßt. Darüber hinaus ist die Beziehung zwischen H. pylori und Ulkus auch biologisch plausibel und unser bisheriges Wissen zur Epidemiologie der peptischen Ulkuskrankheit mit der „H.-pylori-Theorie" kompatibel (34).

Helicobacter pylori und Ulkuspathogenese

Aus der Sicht des Klinikers läßt sich die Rolle des H.p. im pathogenetischen Modell der gastroduodenalen Ulkuskrankheit mit Begriffen der konditionalen Logik als notwendige, für sich allein aber nicht hinreichende Bedingung umschreiben.

> H. pylori allein ruft kein Ulkus hervor, sondern die Infektion der gastroduodenalen Mukosa schafft als conditio sine qua non die notwendige Basis für eine Ulkusentstehung durch andere Faktoren (z. B. Säure/Pepsin). Der alte Lehrsatz „Keine Säure – kein Ulkus" muß also in bezug auf die „genuine" Ulkuskrankheit ergänzt werden zu „Keine Säure oder kein Helicobacter pylori – kein Ulkus", was gleichbedeutend mit einer Verknüpfung der vormals konkurrierenden Säure- und Infektionstheorie der Ulkuspathogenese ist.

Das bisherige Modell der Demlingschen Waage aus aggressiven und defensiven Faktoren ist durch das Wissen um die pathogenetische Relevanz von Helicobacter pylori aber keineswegs überholt, es ist vielmehr auf der Seite der resistenzmindernden Faktoren um eine bedeutsame Variable ergänzt worden.

Tab. 1 Therapieziele bei peptischer Ulkuskrankheit.

Schmerzbefreiung
Ulkusheilung
Beherrschung von Ulkuskomplikationen
Verhinderung von Ulkuskomplikationen
Rezidivprophylaxe

Helicobacter pylori und Ulkusschubtherapie

Die Schubtherapie des peptischen Ulkus stellt heutzutage kein großes Problem mehr dar. Durch eine medikamentös induzierte Säuresuppression lassen sich eine Schmerzbefreiung rasch und eine Ulkusheilung zuverlässig erzielen.

> Der Protonenpumpenblocker Omeprazol erwies sich diesbezüglich in zahllosen kontrollierten Doppelblindstudien bei vergleichbarer Sicherheit den H$_2$-Rezeptorantagonisten als eindeutig überlegen. Mit dieser Substanz gelingt es auch, zuvor therapierefraktäre Ulzera zur Abheilung zu bringen. Durch eine gleichzeitige Helicobacter-pylori-Suppression bzw. -Eradikation kann die Heilungskinetik von Ulcera duodeni unter H$_2$-Blockern beschleunigt werden (2, 17).

Eigene Untersuchungen bei H.-pylori-assoziierter gastraler Ulkuskrankheit zeigen darüber hinaus eine statistisch signifikant höhere 6-Wochen-Ulkusheilungsrate bei Patienten mit H.p.-Eradikation im Vergleich zu einem Kollektiv mit posttherapeutischer Keimpersistenz. Darüber hinaus heilen auch zuvor therapierefraktäre Ulcera ventriculi unter einer Eradikationstherapie in hohem Prozentsatz innerhalb von 6–10 Wochen ab.

Therapie der Ulkuskomplikationen

Endotherapie und Operation sind bei Komplikationen entscheidend: Die Beherrschung akuter und potentiell lebensbedrohlicher Ulkuskomplikationen wie Blutung und Perforation wird in der Initialphase in erster Linie durch endoskopische und operative Verfahren gewährleistet. Bei konservativem und/oder endoskopischem Management muß aber frühzeitig eine intensive Säuresuppression eingeleitet werden, um eine zuverlässige Ulkusheilung im Verlauf zu erzielen. Diese wird analog der Ulkusschubtherapie am besten durch Protonenpumpenblockade erzielt. Die narbige Magenausgangsstenose auf dem Boden einer peptischen Ulkuskrankheit wird zunehmend häufiger mit einer endoskopischen Ballondilatation behandelt. Eine Rezidivprophylaxe ist nach nicht-operativer Therapie einer Ulkuskomplikation absolut indiziert.

Helicobacter pylori und Ulkusrezidivprophylaxe

Etablierte Therapieverfahren zur Ulkusrezidivprophylaxe sind eine medikamentöse Säuresuppression (Omeprazol-, H$_2$- Rezeptorantagonisten-Dauertherapie), die nach bisherigem Kenntnisstand nur für die Dauer der Behandlung wirksam ist und den natürlichen Verlauf der Ulkuskrankheit nach Absetzen nicht beinflußt, und operative Interventionen wie die selektive proximale Vagotomie und resezierende Mageneingriffe. Eine Reihe von Interventionsstudien hat gezeigt, daß durch eine Helicobacter-pylori-Eradikation sowohl die duodenale als auch die gastrale Ulkuskrankheit in eine stabile Remissonsphase überführt werden können (Tab. 2).

■ Ulkusrezidive wurden nach vollständiger H.p.-Ausrottung nur bei Reinfektionen und bei anderen auslösenden Ursachen (z. B. NSAR-Therapie) beobachtet. Mit einer H.p.-Neuinfektion ist aufgrund epidemiologischer Daten in 1–2 % pro Jahr zu rechnen. Klinische Studien mit Follow-up nach keimeradizierender Therapie zeigten zumeist Reinfektion bei etwa 5 % der Patienten im ersten Jahr. Diese Diskrepanz zum epidemiologischen Erwartungswert läßt sich möglicherweise durch falschnegative H.p.-Befunde 4 Wochen nach Absetzen der Eradikationstherapie erklären (Keimrekrudeszenz). Eine substantielle Ulkusrezidivprophylaxe oder sogar eine Heilung der Ulkuskrankheit schlechthin ist somit erstmals durch eine zeitlich beschränkte medikamentöse Therapie mit kausalem Ansatz möglich geworden. ■

Helicobacter pylori und Prophylaxe von Ulkuskomplikationen

Klinische Erfahrungen und entsprechende systematische Untersuchungen zeigen, daß Ulkuskomplikationen zumeist die initiale Manifestation des Ulkusschubes sind und nur selten unter antiulzeröser Therapie auftreten. Aus diesen Gründen ist eine „Verhinderung von Ulkuskomplikationen" in erster Linie ein Problem der Rezidivprophylaxe. Eine Reduktion der Ulkusrezidivrate ist aber nicht notwendigerweise gleichbedeutend mit einer abnehmenden Inzidenz oder einer vollständigen Verhinderung von Ulkuskomplikationen.

Tab. 2 Ulkusrezidivraten in Abhängigkeit vom posttherapeutischen H.-pylori-Status.

Autor (Quelle)	n Krankheit	Therapie	H.p.-negativ nach Therapie	Follow-up (Monate)	Ulkusrezidive und posttherapeutischer H.p.-Status	Ulkusrezidivrate (12–24 Monate) H.p.-positiv	H.p.-negativ
Lambert (27)	45 (U.d.)	CBS	12/45 (27%)	12	Alle Rezidive H.p.+	n.a.	0%
Coghlan (13)	66 (U.d.)	Cimetidin vs CBS	4/23 (17%) 12/23 (52%)	12	H.p.+: 19/24 (79%) H.p.–: 1/10 (10%)	79%	27% (10%)
Borody (6)	21 (U.d.)	Tripel	94%	18	3/21 (14%): alle H.p.+	n.a.	0%
Marshall (31)	100 (U.d.)	Cimetidin/CBS Tinidazol CBS/Tinidazol	1/51 (2%) 7/22 (32%) 20/27 (74%)	12	H.p.+: 37/44 (84%) H.p.–: 5/24 (21%)	84%	21% (8%)
Smith (43)	44 (U.d.)	Ranitidin vs CBS	0/23 (0%) 16/21 (76%)	18	H.p.+: 14/18 (78%) H.p.–: 4/16 (25%)	78%	25%: alle H.p.+
Rauws (39)	38 (U.d.)	CBS vs Tripel	2/21 (10%) 15/17 (88%)	12	H.p.+: 17/21 (81%) H.p.–: 0/17 (0%)	81%	0%
Coelho (12)	48 (U.d.)	Tripel	29/48 (60%)	18	H.p.+: 0/24 (0%) H.p.–: 10/19 (53%)	53%	0%
Bayer-Dörffer (3)	60 (U.d.)	Omeprazol vs Ome. + Amocixillin	0/25 (0%) 22/27 (82%)	18	H.p.+: 64% H.p.–: 14%	64%	14%: alle H.p.+
Graham (18)	83 (U.d.) 26 (U.v.)	Ranitidin vs Ranitidin + Tripel	0/47 (0%) 55/62 (89%)	12–24		U.d.: 95% U.v.: 74%	Rezidive nur unter NSAR (n = 3)
Labenz (23)	43 (U.d.) 18 (U.v.) 3 (U.d. + U.v.)	Omeprazol + Amoxicillin	41/64 (64%)	12	H.p.+: 16/23 (70%) H.p.–: 2/41 (5%)	70%	5% (Reinfektion, NSAR)
Seppälä (42)	69 (U.d.) 11 (PPU) 13 (U.v.)	Tripel	84/93 (90%)	12	H.p.+: 3/9 (33%) H.p.–: 1/84 (1%)	33%	1% (unter NSAR)

BBS: Wismutsubsalizylat
CBS: kolloidales Wismutsubcitrat
H.p.: Helicobacter pylori
U.d.: Ulcus duodeni
PPU: Präpylorisches Ulkus
U.v.: Ulcus ventriculi
NSAR: nichtsteroidale Antirheumatika

Zur Effizenz der Anti-H.p.-Therapie bei kompliziertem Ulkusleiden gibt es bisher nur sehr wenige Daten. Die Arbeitsgruppe um *D. Y. Graham* konnte in einer kleinen, noch nicht abgeschlossenen randomisierten Studie zeigen, daß Blutungsrezidive nach H.p.-Eradikation nicht auftraten, während sie nach abgeschlossener konventioneller säuresupprimierender Therapie durchaus ein häufiges Ereignis sind (20). Unsere eigenen Daten bei 70 Patienten mit gastroduodenaler Ulkusblutung belegen eindeutig und statistisch signifikant, daß sich Rezidivblutungen durch eine H.p.-Eradikation zuverlässig verhindern lassen, während bei etwa einem Drittel der Patienten mit Keimpersistenz mit erneuten Ulkusblutungen innerhalb der nächsten 18 Monate zu rechnen ist (26). Gute Erfahrungen haben wir auch in einer kleinen Gruppe von 8 Patienten gemacht, die nach endoskopischer Ballondilatation durch eine Keimeradikation in eine stabile Remissionsphase gebracht werden konnten.

Helicobacter-pylori-Eradikation

Unter einer H.-pylori-Eradikation versteht man eine vollständige Ausrottung der Bakterien, die zuverlässig frühestens 4 Wochen nach Absetzen einer entsprechenden Behandlung diagnostiziert werden kann. Dagegen spricht man von einer Helicobacter-pylori-Elimination, wenn die Keimdichte temporär unter die Nachweisbarkeitsgrenze supprimiert wird. Im Hinblick auf die peptische Ulkuskrankheit ist nur die Eradikation erklärtes Behandlungsziel.

Das theoretisch beeindruckende Konzept der Anti-H.p.-Therapie zur Heilung der Ulkuskrankheit hat sich in der Praxis als schwierige Aufgabe erwiesen. Durch Monotherapien mit Wismutsalzen und Antibiotika gelingt eine H.-pylori-Eradikation nur selten (Raten < 30%). Diese Erkenntnis führte zu einem initialen Pessimismus der H.p.-Therapeuten, der einem verhaltenen Optimismus wich, als erstmals gezeigt werden konnte, daß sich eine stabile Keimeradikation durch Kombinationstherapien, bestehend aus Wismutsalzen und verschiedenen Antibiotika, prinzipiell erzielen läßt (Tab. 4).

Tab. 3 Indikationen zur H.-pylori-Eradikation bei Ulkuskrankheit.

Rezidivierende duodenale Ulkuskrankheit
Rezidivierende gastrale Ulkuskrankheit
Therapierefraktäre Ulcera duodeni / ventriculi
Erstes Ulcus duodeni oder ventriculi *mit*
 Komplikationen:
  Blutung
  Perforation (nach alleiniger Übernähung
   oder konservativer Therapie)
  Magenausgangsstenose (nach
   endoskopischer Ballondilatation)

Tripel-Therapie

Antibiotische Kombinationstherapien sind nur bei wenigen bakteriellen Infektionskrankheiten des Menschen indiziert (z. B. Tuberkulose, Endokarditis).

■ Vor dem Hintergrund der therapeutischen Ineffizienz einer Monotherapie zur H.p.- Eradikation wurden in der zweiten Hälfte der 80er Jahre Tripel-Therapieschemata in klinischen Studien erprobt. *Borody* et al. erzielten mit einer Kombination aus kolloidalem Wismutsubcitrat (CBS) und Tetrazyklin über 4 Wochen sowie Metronidazol über 2 Wochen eine H.-pylori-Eradikation bei 94 von 100 Patienten mit Ulcus duodeni bzw. Dyspepsie. Dieses außerordentlich ermutigende Ergebnis wurde in der Folgezeit vielerorts bestätigt, auch konnte gezeigt werden, daß Wismutsubcitrat durch Wismutsubsalizylat (BSS) und Tetrazyklin durch Amoxicillin, nicht aber durch Doxyzyklin ohne wesentliche Einbußen an therapeutischer Effizienz ersetzt werden können (Tab. 4). Der therapeutische Erfolg wird wesentlich von der prätherapeutischen Resistenzlage der Keime gegen Metronidazol bestimmt. Es existieren aber bis heute keine adäquaten Studien, die verläßliche Rückschlüsse auf die optimale Therapiedauer, die Dosen und die galenische Zubereitung der einzelnen Pharmaka und ihre Applikationsfrequenz zulassen. ■

In einer Konsensus-Konferenz wurde 1990 eine zweiwöchige Therapie mit CBS oder BSS (4 × 1 Tab. pro Tag), Tetrazyklin oder Amoxicillin (4 × 500 mg) und Metronidazol (3 × 400 mg) empfohlen (44).

■ **Im eigenen Bereich wurden mit folgendem Vorgehen gute Ergebnisse erzielt:**
Wismutsubsalizylat: 3 × 600 mg
 (3 × 2 Kautabletten) präprandial
Metronidazol: 3 × 400 mg (3 × 1 Tablette)
 30 Minuten postprandial
Tetrazyklin-HCl: 3 × 500 mg (3 × 1 Tablette)
 30 Minuten postprandial
Säuresuppression: z. B. 20 mg Omeprazol
Therapiedauer: 14 Tage

Der ausgezeichnete Erfolg einer derart aufwendigen Tripel-Therapie wird aber mit einer hohen Nebenwirkungsrate (z. T. > 50 %) erkauft. In Verbindung mit der hohen Anzahl der täglich einzunehmenden Tabletten werden erhebliche Anforderungen an die Patientencompliance gestellt, die – wie eine Untersuchung von *Graham* u. Mitarb. eindeutig gezeigt hat – für den Therapieerfolg (H.p.-Eradikation) von ausschlaggebender Bedeutung ist (19). Aus diesem Grund kann die Tripel-Therapie nicht zur Routine im Behandlungskonzept der peptischen Ulkuskrankheit werden, sondern kommt nur für ausgewählte Patienten mit häufig rezidivierender oder komplizierter Ulkuskrankheit, bei der man vor Jahren noch eine operative Intervention erwogen hätte, in Betracht. Eine erste kontrollierte Studie bei duodenaler Ulkuskrankheit deutet an, daß eine vergleichbare Eradikationsrate bei signifikant niedriger Nebenwirkungshäufigkeit, schnellerer Schmerzbefreiung und beschleunigter Ulkusheilung auch durch eine Omeprazol/Amoxicillin-Kombination erzielt werden kann (25).

Doppel-Therapie

Auf der Suche nach einfacheren und v. a. auch nebenwirkungsärmeren Behandlungskonzepten der H.-pylori-Infektion wurden Zweifach-Kombinationen, bestehend aus einem Wismutsalz und einem Antibiotikum oder aus zwei Antibiotika, untersucht. Australische und irische Daten sprachen zunächst dafür, daß eine H.p.-Eradikation in beträchtlichem Umfang (70–85 %) allein durch eine Kombination aus Wismutsubcitrat und Metronidazol erzielt werden kann. Diese vielversprechenden Ergebnisse konnten aber nicht überall bestätigt werden (Tab. 5), wobei möglicherweise regionale Unterschiede in der H.-pylori-Resistenz gegen Metronidazol (eigenes Krankengut 46 %) eine wichtige Rolle spielen. Auch ist nicht geklärt, ob die hohe Nebenwirkungsrate der Tripel-Therapie durch Verzicht auf Tetrazyklin bzw. Amoxicillin in

Rolle der Helicobacter-pylori-Eradikation 81

Tab. 4 Helicobacter-pylori-Eradikation durch orale Tripel-Therapie.

Autor (Quelle)	Pharmaka	Dosis	Dauer (Tage)	Patienten (n)	H.p.-Eradikation
Borody (6)	CBS	4 × 120 mg	28	100	94 %
	Tetrazyklin	4 × 500 mg	28		
	Metronidazol	4 × 200 mg	14		
Börsch (5)	BSS	3 × 600 mg	7 – 14	96	80 %
	Amoxicillin	3 × 500 mg	7 – 14		
	Metronidazol	3 × 500 mg	7 – 14		
O'Riordan (37)	CBS	4 × 120 mg	28	20	85 %
	Amoxicillin	3 × 500 mg	7		
	Metronidazol	3 × 400 mg	7		
McNulty (33)	CBS	4 × 120 mg	28	30	65 %
	Achromomycin	4 × 250 mg	28		
	Metronidazol	4 × 200 mg	14		
McColl (32)	CBS	3 × 120 mg	28	10	90 %
	Amoxicillin	3 × 250 mg	28		
	Metronidazol	3 × 400 mg	7		
Coelho (10)	Furazolidin	3 × 100 mg	5	6	83 %
	Amoxicillin	3 × 500 mg	15		
	Metronidazol	3 × 250 mg	15		
Logan (29)	CBS	4 × 120 mg	7	106	72 %
	Amoxicillin	4 × 500 mg	7		
	Metronidazol	5 × 400 mg	3		
Borody (8)	CBS	4 × 120 mg	28	34	65 %
	Doxyzyklin	2 × 100 mg	28		
	Metronidazol	4 × 200 mg	10		
Borody (8)	CBS	4 × 120 mg	28	39	91 %
	Tetrazyklin	4 × 500 mg	28		
	Metronidazol	4 × 200 mg	10		
Borody (7)	CBS	5 × 120 mg	14	128	96 %
	Tetrazyklin	5 × 250 mg	14		
	Metronidazol	5 × 200 mg	14		
Graham (19)	BSS	5 – 8 × 300 mg	10 – 28	93	87 %
	Tetrazyklin	4 × 500 mg	10 – 28		
	Metronidazol	4 × 250 mg	14		
Labenz (24)	BSS	3 × 600 mg	14	25	92 %
	Tetrazyklin	3 × 500 mg	14		
	Metronidazol	3 × 400 mg	14		
Patchet (36)	CBS	4 × 120 mg	28	30	90 %
	Tetrazyklin	3 × 500 mg	7		
	Metronidazol	3 × 400 mg	7		
Seppälä (42)	CBS	4 × 120 mg	14	100	84 %
	Amoxicillin	4 × 500 mg	14		
	Metronidazol	3 × 500 mg	14		

Tab. 5 Helicobacter-pylori-Eradikation durch Doppel-Therapie.

Autor (Quelle)	Pharmaka	Dosis	Dauer (Tage)	Patienten (n)	H.p.-Eradikation
Roge (40)	Tetrazyklin	0,5–1 g	98	7	0 %
	Oleandomycin	0,5–1 g	98		
Bayerdörffer (1)	BSS	3 × 600 mg	?	14	33 %
	Ofloxacin	2 × 200 mg	28		
Langenberg (28)	CBS	4 × 120 mg	28	20	50 %
	Amoxicillin	3 × 375 mg	28		
Börsch (4)	Nitrofurantoin	4 × 100 mg	10	6	0 %
	BSS	3 × 600 mg	15		
Marshall (31)	CBS	4 × 120 mg	56	27	70 %
	Tinidazol	2 × 500 mg	10		
Weil (46, 47)	CBS	4 × 120 mg	56	24	42 %
	Amoxicillin	3 × 250 mg	14		
Börsch (5)	Metronidazol	3 × 500 mg	7	9	78 %
	Amoxicillin	3 × 500 mg	7		
Burette (9)	Tinidazol	2 × 500 mg	8	25	52 %
	Amoxicillin	4 × 500 mg	8		
Coelho (11)	Metronidazol	2 × 250 mg	15	4	50 %
	Furazolidin	4 × 100 mg	15		
DeKoster (14, 16)	Nitrofurantoin	4 × 100 mg	7	16	25 %
	Amoxicillin	4 × 500 mg	7		
DeKoster (15, 16)	Tinidazol	2 × 500 mg	7	30	56 %
	Amoxicillin	4 × 500 mg	7		
Oderda (35)	Amoxicillin	50 mg/kg	42	32 (Kinder)	94 %
	Tinidazol	20 mg/kg	42		
O'Riordan (37)	CBS	4 × 120 mg	28	10	50 %
	Amoxicillin	3 × 500 mg	7		
O'Riordan (37)	CBS	4 × 120 mg	28	23	57 %
	Metronidazol	3 × 200 mg	7		
O'Riordan (37)	CBS	4 × 120 mg	28	20	85 %
	Metronidazol	3 × 400 mg	7		
Sabbatini (41)	CBS	2 × 240 mg	28	80	47 %
	Amoxicillin	3 × 500 mg	10		
Wagner (45)	BSS	3 × 600 mg	28	20	25 %
	Amoxicillin	3 × 375 mg	14		
Labenz (21)	Wismutnitrat-Aluminat	4 × 150 mg / 50 mg	7	20	35 %
	Metronidazol	3 × 400 mg	7		
Weil (48)	CBS	2 × 240 mg / 4 × 120 mg	28	72	72 % / 79 %
	Metronidazol	3 × 400 mg	14		
Weil (49)	CBS	2 × 240 mg / 4 × 120 mg	28	39	0 % / 54 %
	Pivampicillin	2 × 500 mg	14		
Mannes (30)	BSS	3 × 600 mg	42	56	52 %
	Amoxicillin	2 × 1 g	10		
Westblom (50)	BSS	4 × 300 mg	28	7	0 %
	Clindamycin	4 × 300 mg	14		

relevantem Umfang gesenkt werden kann. Kombinationen aus Wismutsalzen und anderen Antibiotika (speziell Amoxicillin) ergaben durchweg unbefriedigende Eradikationsraten.

Eine weitere mögliche Behandlungsform der H.p.-Infektion ist die Kombination aus Amoxicillin und Metronidazol bzw. Tinidazol, die sich in einer Pilotstudie bei Kindern mit einer Eradikationsrate von 94 % als sehr wirksam erwies (35). In einer kürzlich publizierten kontrollierten Doppelblindstudie wurde mit der Kombination aus Amoxicillin (3×750 mg) und Metronidazol (3×500 mg) über 12 Tage unter gleichzeitiger Säuresuppression mit Ranitidin eine H.-pylori-Eradikationsrate von 89 % erzielt (19a).

Zusammenfassung

Die Helicobacter-pylori-Infektion der Magen- bzw. Duodenalschleimhaut ist wie die Magensäure eine notwendige, für sich allein aber nicht hinreichende Bedingung im pathogenetischen Modell der gastritisassoziierten duodenalen und gastralen Ulkuskrankheit. Durch eine H.-pylori-Eradikation wird der natürliche Verlauf der Ulkuskrankheit dramatisch verändert. Ulkusrezidive und -Komplikationen treten bei stabil keimnegativen Patienten nicht auf. In Verbindung mit niedrigen Reinfektionsraten ist somit die Basis für eine Heilung der peptischen Ulkuskrankheit durch eine zeitlich beschränkte medikamentöse Therapie erstmals gegeben.

Aufwendige Tripel-Therapieschemata (Wismutsalz, Metronidazol, Tetrazyklin oder Amoxicillin) bewirken eine Keimeradikation bei etwa 80 % – 90 % der behandelten Patienten, dieses aber um den Preis einer beträchtlichen Nebenwirkungsrate. Eine derartige Behandlung kommt daher nur für ausgewählte Patienten mit häufig rezidivierender oder komplizierter Ulkuskrankheit in Betracht. Einfache und nebenwirkungsarme Therapieformen werden benötigt, um die so attraktive – weil kausale – Anti-H.p.-Therapie zur Routinebehandlung peptischer Ulzera werden zu lassen.

Literatur

[1] *Bayerdörffer, E., T. Simon, C. Bästlein, R. Ottenjann:* Bismuth/ofloxacin combination for duodenal ulcer. Lancet II (1987) 1467 – 1468

[2] *Bayerdörffer, E., G. Kasper, T. Bierlet, A. Sommer, R. Ottenjann:* Ofloxacin in der Therapie Campylobacter-pylori-positiver Ulcera duodeni. Dtsch. med. Wschr. 112 (1987) 1407 – 1411

[3] *Bayerdörffer, E., G. A. Mannes, A. Sommer, W. Höchter, J. Weingart, R. Hatz, S. Miehlke, N. Lehn, G. Ruckdeschel, P. Dirschedl, M. Stolte:* 18-Monate Follow-Up nach Helicobacter pylori Eradikation mit Omeprazol + Amoxicillin. Z. Gastroenterol. 30 (1992) 609

[4] *Börsch, G.:* Therapie der Campylobacter pylori-Infektion. Leber Magen Darm 18 (1988) 40 – 45

[5] *Börsch, G., M. Wegener, U. Mai, W. Opferkuch:* Efficiency of oral triple therapy to eradicate Campylobacter pylori. In Megraud, F., H. Lamouliatte (eds.): Gastroduodenal pathology and Campylobacter pylori. Elsevier, Amsterdam 1989 (595 – 598)

[6] *Borody, T., P. Cole, S. Noonan, A. Morgan, G. Ossip, J. Maysay, S. Brandl:* Long-term Campylobacter pylori recurrence post-eradication. Gastroenterology 94 (1988) A43

[7] *Borody, T. J., S. Brandl, P. Andrews, N. Ostapowicz, E. Jankiewicz:* High efficacy, low dose triple therapy (TT) for Helicobacter pylori (HP). Gastroenterology 102 (1992) A44

[8] *Borody, T. J., L. L. George, S. Brandl, P. Andrewa, J. Lenne, D. Moore-Jones:* Helicobacter pylori eradication with doxycycline-metronidazole-bismuth subcitrate triple therapy. Scand. J. Gastroenterol. 27 (1992) 281 – 284

[9] *Burette, A., Y. Glupczynsky, F. Thiabaumont, C. Deprez:* Evaluation of short-term amoxicillin/tinidazole combination in the treatment of Campylobacter pylori infection. Klin. Wschr. 67, Suppl. 18 (1989) 7 – 8

[10] *Coehlo, L. G. V., M. C. F. Passos, D. M. M. Queiroz, A. J. A. Barbosa, E. N. Mendes, G. A. Rocha, C. A. Oliveira, G. F. Lima jr. Y., Chausson, L. P. Castro:* Five days triple therapy and 15 days double therapy on C. pylori eradication. Klin. Wschr. 67, Suppl. 18 (1989) 11

[11] *Coehlo, L. G. V., D. M. M. Queiroz, A. J. A. Barbosa, E. N. Mendes, G. A. Rocha, C. A. Oliveira, G. F. Lima jr. M. C. F. Passos, L. P. Castro:* Campylobacter pylori, duodenal ulcer and furazolidone treatment. In Megraud, F., H. Lamouliatte (eds.): Gastroduodenal pathology and Campylobacter pylori. Elsevier, Amsterdam 1989 (611 – 614)

[12] *Coelho, L. G. V., M. C. F. Passos, Y. Chausson, L. P. Castro:* Duodenal ulcer and eradication of H.pylori in a developing country – a 18-month follow-up study. Europ. J. Gastroenterol. Hepatol. 3 (1991) 8

[13] *Coghlan, J. G., D. Gilligan, H. Humphreys, D. McKenna, C. Dooley, E. Sweeney, C. Keane, C. O'Morain:* Campylobacter pylori and recurrence of duodenal ulcers – a 12-months follow-up study. Lancet II (1987) 1109 – 1111

[14] *DeKoster, E., J. Nyst, Y. Glupczynski, A. Burette, C. Deprez, M. van Gossum, M. Deltenre:* Campylobacter pylori: results of one-week amoxicillin sachets + nitrofurantoin therapy. Klin. Wschr. 67, Suppl. 18 (1989) 15 – 16

15 DeKoster, E., J. Nyst, Y. Glupczynski, C. Deprez, M. de Reuck, M. Deltenre: Treatment of Campylobacter pylori: results of one-week amoxicillin sachets + tinidazole therapy. Klin. Wschr. 67, Suppl. 18 (1989) 16

16 DeKoster, E., J. Nyst, Y. Glupczynski, C. Deprez, C. Jonas, M. Deltenre: Amoxicillin + tinidazole vs amoxicillin + nitrofurantoin: tinidazole is a key drug in Campylobacter pylori treatment. Klin. Wschr. 67, Suppl. 18 (1989) 16–17

17 Graham, D. Y., G. M. Lew, D. G. Evans, D. J. Evans, P. D. Klein: Effect of Triple therapy (antibiotics plus bismuth) on duodenal ulcer healing. Ann. Intern. Med. 115 (1991) 266–269

18 Graham, D. Y., G. M. Lew, P. D. Klein, D. G. Evans, D. J. Evans, Z. A. Saeed, H. M. Malaty: Effect of treatment of Helicobacter pylori infection on longterm recurrence of gastric or duodenal ulcer. Ann. intern. Med. 116 (1992) 705–708

19 Graham, D. Y., G. M. Lew, H. M. Malaty, D. G. Evans, P. D. Klein, L. C. Alpert, R. M. Genta: Factors influencing the eradication of Helicobacter pylori with triple therapy. Gastroenterology 102 (1992) 493–496

19a Hentschel, E., G. Brandstätter, B. Dragosics, A. M. Hirschl, H. Nemec, K. Schütze, M. Taufer, H. Wurzer: Effect of ranitidine and amoxicillin plus metronidazole on the eradication of Helicobacter pylori and the recurrence of duodenal ulcer. N. Engl. J. Med. 328 (1993) 308–312

20 Hepps, K. S., F. C. Ramirez, G. M. Lew, Z. A. Saeed, D. Y. Graham: Treatment of H. pylori reduces the rate of re-bleeding in complicated peptic ulcer disease. DDW Scientific Sessions, May 10–13 (1992) A276

21 Labenz, J., E. Gyenes, G. H. Rühl, G. Börsch: Bismuth-metronidazole treatment for eradication of Helicobacter pylori. Rev. Esp. Enf. Digest. 78, Suppl. 1 (1990) 103–104

22 Labenz, J., G. Börsch: Helicobacter pylori: vom harmlosen Kommensalen zum klinisch bedeutsamen Krankheitsfaktor. Dtsch. med. Wschr. 117 (1992) 997–999

23 Labenz, J., E. Gyenes, G. H. Rühl, G. Börsch: Amoxicillin/omeprazole cures ulcer disease associated with H.p.-infection. Amer. J. Gastroenterol 87 (1992) 1270

24 Labenz, J., E. Gyenes, G. H. Rühl, G. Börsch.: Orale Tripel-Therapie zur Helicobacter pylori-Eradikation bei duodenaler Ulkuskrankheit. Med. Klin. 88 (1993) 297–299

25 Labenz, J., E. Gyenes, G. H. Rühl, G. Börsch: Amoxicillin plus omeprazole versus triple therapy for eradication of Helicobacter pylori in duodenal ulcer disease. A prospective, randomized and controlled study. Gut, 34 (1993) 1167–1170

26 Labenz, J., G. Börsch: Role of Helicobacter pylori eradication in the prevention of peptic ulcer bleeding relapse. Digestion, in press

27 Lambert, J. R., M. Borromeo, M. G. Korman, J. Hansky, E. R. Eaves: Effect of colloidal bismuth (De-Nol) on healing and relapse of duodenal ulcers – role of Campylobacter pyloridis. Gastroenterology 92 (1987) 1489

28 Langenberg, W., E. A. J. Rauws, H. J. Houthoff, J. Oudbier, G. N. J. Tytgat, H. C. Zanen: Follow-up of C. pylori-associated gastritis (CPG) after treatment with amoxicillin and/or colloidal bismuth. 4th International workshop on Campylobacter infections. Göteborg 1987, Abstract 94

29 Logan, R. P. H., P. A. Gummett, J. J. Misiewicz, Q. N. Karim, M. M. Walker, J. H. Baron: One week eradication regimen for Helicobacter pylori. Lancet 338 (1991) 1249–1252

30 Mannes, G. A., E. Bayerdörffer, W. Höchter, J. Weingart, W. Heldwein, A. Sommer, S. Müller-Lissner, W. Bornschein, M. Weinzierl, G. Ruckdeschel, P. Pfaller, H. von Wulfen, W. Köpcke, M. Stolte: Decreased relapse rate after antibacterial treatment of Helicobacter pylori associated duodenal ulcer. Gastroenterology 102 (1992) A118

31 Marshall, B. J., C. S. Goodwin, J. R. Warren, R. Murray, E. D. Blincow, S. J. Blackbourn, M. Phillips, T. E. Waters, C. R. Sanderson: Prospective double-blind trial of duodenal ulcer relapse after eradication of Campylobacter pylori. Lancet II (1988) 1437–1442

32 McColl, K. E. L., G. M. Fullarton, A. M. El Nujumi, A. M. MacDonald, I. L. Brown, T. E. Hilditch: Lowered gastrin and gastric acidity after eradication of Campylobacter pylori in duodenal ulcer. Lancet II (1989) 499–500

33 McNulty, C. A. M., J. C. Dent, G. A. Ford, S. P. Wilkinson: Triple therapy is not always 95 % effective. 5th International Workshop on Campylobacter Infections, Puerto Vallarta 1989

34 Megraud, F., H. Lamouliatte: Helicobacter pylori and duodenal ulcer. Evidence suggesting causation. Dig. Dis. Sci. 37 (1992) 769–772

35 Oderda, G., D. Vaira, J. Hoton, C. Ainley, F. Altare, N. Ansaldi: Amoxicillin plus tinidazole for Campylobacter pylori gastritis in children: assessment by serum IgG antibody, pepsinogen I, and gastrin levels. Lancet I (1989) 690–692

36 Patchett, S., S. Beattie, C. Keane, C. O'Morain: Short report: short-term triple therapy for H. pylori-associated duodenal ulcer disease. Aliment. Pharmacol. Ther. 6 (1992) 113–117

37 O'Riordan, T., A. Tobin, S. Beattie, E. Sweeney, C. Keane, C. O'Morain: Adjuvant antibiotic treatment improves eradication of Campylobacter pylori in duodenal ulcer. Gastroenterology 96 (1989) A378

38 Rauws, E. A. J., W. Langenberg, H.J. Houthoff, H. C. Zanen, G. N. J. Tytgat: Campylobacter pyloridis-associated chronic active antral gastritis. A prospective study of its prevalence and the effect of antibacterial and antiulcer treatment. Gastroenterology 94 (1988) 33–40

39 Rauws, E. A. J., G. N. J. Tytgat: Cure of duodenal ulcer associated with eradication of Helicobacter pylori. Lancet I (1990) 1233–1235

40 Roge, J., F. Bloch, J. P. Camillieri, V. Tricottet, N. Lambert, M. C. Proux: Antritseserosives chroniques et „Campylobacter pyloridis" – etude histologique et ultrastructurale. Semin. H.p. Paris 62 (1986) 81–89

41 Sabbatini, F., A. d'Arienzo, G. Piai, C. Verre, C. Ciacci, G. d'Argenio, M. Minieri, E. Sapio, G. Mazzacca: Influence of blood group and secretor status and Campylobacter pylori infection. Gastroenterology 96 (1989) A433

42 *Seppälä, K., M. Färkkilä, H. Nuutinen, K. Hakala, H. Väänänen, H. Rautelin, T. U. Kosunen:* Triple therapy of Helicobacter pylori infection in peptic ulcer. Scand. J. Gastroenterol. 27 (1992) 973–976

43 *Smith, A. C., A. B. Price, P. Borriello, A. J. Levia:* A comparison of ranitidine and tripotassium dicitratobismuth (T.D.B.) in relapse rates of duodenal ulcer. The role of Campylobacter pylori (C.P.). Gastroenterology 94 (1988) A431

44 *Tytgat, G. N. J., A. T. R. Axon, M. F. Dixon, D. Y. Graham, A. Lee, B. J. Marshall:* Helicobacter pylori: causal agent in peptic ulcer disease? Working Party Report. World Congresses of Gastroenterology: 26th–31st August 1990, Sydney, Australia. Blackwell Scientific Publications, Oxford 1990 (36–45)

45 *Wagner, S., J. Freise, W. Bär, S. Fritsch, F. W. Schmidt:* Epidemiologie und Therapie der Campylobacter-pylori-Infektion. Dtsch. med. Wschr. 114 (1989) 407–413

46 *Weil, J., G. D. Bell, P. H. Jones, P. Gant, J. E. Trowell, G. Harrison:* "Eradication" of Campylobacter pylori: are we being misled? Lancet II (1988) 1245

47 *Weil, J., G. D. Bell, G. Harrison, J. E. Trowell, P. Gant, P. H. Jones:* Campylobacter pylori survive high doses bismuth sub-citrate (De-Nol) therapy. In Megraud, F., H. Lamouliatte (eds.): Gastroduodenal pathology and Campylobacter pylori. Elsevier, Amsterdam 1989 (651–653)

48 *Weil, J., G. D. Bell, K. Powell, A. Morden, G. Harrison, P. W. Gant, P. H. Jones, J. E. Trowell:* Helicobacter pylori infection treated with a tripotassium dicitrato bismuthate and metronidazole combination. Aliment. Pharmacol. Ter. 4 (1990) 561–557

49 *Weil, J., G. D. Bell, K. Powell, A. Morden, G. Harrison, P. W. Gants, J. E. Trowell, S. Burridge:* Helicobacter pylori: treatment with combinations of pivampicillin and tripotassium dicitrato bismuthate. Aliment. Pharmacol. Ther. 5 (1991) 543–547

50 *Westblom, T. U., E. Madan, M. A. Subik, D. E. Duriex, B. R. Midkiff:* Double-blind randomized trial of bismuth subsalicylate and clindamycin for treatment of Helicobacter pylori infection. Scand. J. Gastroenterol. 27 (1992) 249–252

Das neue Konzept in der Therapie des peptischen Ulkus: Protonenpumpenblocker und Antibiotika

E. Bayerdörffer, G. A. Mannes

Einleitung

In mehreren Studien (3, 9, 10, 23, 24, 27, s. a. vorhergehendes Kapitel) wurde mit verschiedenen Kombinationstherapien, die zumeist Amoxicillin als einen Bestandteil enthielten, gezeigt, daß die Eradikation von Helicobacter pylori wahrscheinlich die Ulcus-duodeni-Krankheit zu heilen vermag, da am Ende der medikamentösen Behandlung keine oder nur sehr wenige Rezidive auftraten. Von ersten Therapiestudien des peptischen Ulkus mit dem H^+/K^+-ATPase-Hemmer Omeprazol wurde berichtet, daß Omeprazol eine Unterdrückung der Kolonisierung mit Helicobacter pylori bewirken kann, das Bakterium aber nicht dauerhaft eradizieren kann (31). Diese vorübergehende Suppression wird definiert als „das Nichtmehrvorhandensein von Helicobacter pylori bei Ende der medikamentösen Therapie" (7, 24).

Da früher untersuchte Therapieschemata (23, 24) mit dem Ziel, Helicobacter pylori zu eradizieren, mit einer relativ hohen Frequenz an Nebenwirkungen einhergehen, lag es nahe, zu untersuchen, ob eine Behandlung mit Omeprazol in Kombination mit einem Antibiotikum, z. B. Amoxicillin, die Eradikation von Helicobacter pylori bewirken kann, möglicherweise mit weniger Nebenwirkungen. Wir führten eine prospektive randomisierte, kontrollierte und untersucherblinde Therapiestudie mit einer Kombinationstherapie Omeprazol + Amoxicillin durch.

Idee und Hypothese

Zur Erklärung des Wirkmechanismus von hoch dosiertem Omeprazol + Amoxicillin in der Eradikation von Helicobacter pylori werden drei Hypothesen diskutiert. Die Ergebnisse unserer Pilotstudie (4) und auch die früherer Studien überraschen, da Studien mit H_2Rezeptor-Antagonisten in Kombination mit einem Antibiotikum, oder Kombinationen von Wismut und einem Antibiotikum, eher enttäuschende Helicobacter-pylori-Eradikationsraten zeigten (7, s. a. vorheriges Kapitel).

Einige Autoren meinen, daß die antibakterielle Wirkung von Omeprazol selbst für die Helicobacter-pylori-Eradikation verantwortlich sein könnte (26, 33). Dies erscheint eher unwahrscheinlich, wenn man bedenkt, daß die Monotherapie mit einer hohen Dosis von 80 mg Omeprazol pro Tag, wie sie in dieser Studie eingesetzt wurde, lediglich eine Suppression von Helicobacter pylori bei einigen Patienten bewirkte, aber in keinem Fall eine Eradikation. Zudem, wenn wir den MHK-Wert für Omeprazol betrachten (s. Kapitel *Opferkuch*), scheint es unwahrscheinlich, daß bei einer Tagesdosis von 80 mg Omeprazol wirksame antibakterielle Konzentrationen erreicht werden können.

Eine weitere Hypothese besagt, daß die Anazidität im Magen eventuell eine intermittierende bakterielle Überwucherung von Helicobacter pylori durch andere Bakterien ermöglicht, wogegen er sehr empfindlich ist (8, 29). Diese Hypothese wird auch durch das Fehlen von Helicobacter pylori bei anaziden Patienten mit Typ-A-Gastritis gestützt (25, 34).

Eine dritte, von uns am meisten favorisierte Hypothese und ein möglicherweise wichtigerer Grund für die unterschiedlichen Eradikationsraten durch die Behandlung mit Omeprazol und Amoxicillin in verschiedenen Studien bei verschiedenen mit Helicobacter-pylori-assoziierten Erkrankungen könnte in der unterschiedlichen 24-Stunden-Gastrinfreisetzung liegen, die zu einer unterschiedlich hohen 24-Stunden-Säure-Sekretion führt (30). Dies hat eine Wirkung auf den intragastralen pH-Wert und dadurch auch auf die Antibiotika-Aktivitäten und die wirksamen Antibiotika-Konzentrationen in der Magenmukosa (36).

> Der intragastrale pH-Wert hat bei gegebenem pK-Wert eines Antibiotikums auch einen entscheidenden Einfluß auf die Wirksamkeit des Antibiotikums, wie in einer Untersuchung gezeigt wurde (36), und damit auch auf die Eradikationsrate von Amoxicillin bei Helicobacter pylori. Es ist sehr wahrscheinlich, daß die in vivo antibakterielle Aktivität von Amoxicillin am größten wird, wenn sich der pH-Wert des Magensaftes an pH 7 nähert.

Wahl des Antibiotikums für eine Kombinationstherapie mit Omeprazol

Die wichtigsten bis zum Beginn unserer ersten Studie mit der Kombinationstherapie Omeprazol + Amoxicillin vorgestellten Studien hatten in ihren kombinierten Therapieschemata Amoxicillin. Entscheidend für die Wahl von Amoxicillin war nicht, daß es in Kombinationen mit Wismut der wirksamste Partner gewesen wäre, sondern die Resistenzsituation von Helicobacter pylori gegenüber den anderen in vivo wirksamen Antibiotika.

> Amoxicillinresistente H.-pylori-Stämme sind nicht bekannt!

So hat sich das zur Gruppe der Nitroimidazole gehörende Metronidazol, das ebenfalls in mehreren Studien eingesetzt wurde und das in Kombination mit Wismut höhere Eradikationsraten als Amoxicillin erzielte (s. a. vorheriges Kapitel), als weniger geeignet für eine breit einzusetzende Therapie gezeigt, da für unsere Region in einer Untersuchung bis zu 20 % primär resistente Helicobacter-Stämme gefunden wurden (16). Die gleiche Problematik besteht bei Tinidazol, wie in einer Untersuchung von *Goodwin* u. Mitarb. gezeigt wurde (15).

Eine weitere Antibiotikagruppe, die in vivo Wirksamkeit gegenüber Helicobacter pylori gezeigt hatte, ist die der Tetrazykline. Studien, die eine Wirksamkeit von Tetrazyklinen in Doppel-Therapien, sei es mit einem Wismutsalz oder mit Omeprazol kombiniert, gezeigt hätten, liegen nicht vor. Als wirksam in Form von Triple-Therapie (s. vorheriges Kapitel) hat sich das Tetrazyklin-HCl erwiesen, wo es Amoxicillin bei Vorliegen einer Penicillin-Allergie ersetzt.

Berichte über primäre Resistenzen von Helicobacter pylori gegenüber Tetrazyklinen oder einer Resistenzentwicklung unter Therapie liegen nicht vor. Da eine Tetrazyklin-Therapie häufiger zu gastrointestinalen Nebenwirkungen führt und keine Berichte über einen erfolgreichen Einsatz in Doppel-Therapien vorlagen, erschien es uns primär nicht geeignet als Kombinationspartner in unserem Therapieschema mit hochdosiertem Omeprazol + Antibiose.

Ergebnisse klinischer Studien

Bisher vorgestellte bzw. publizierte Studien, die eine Kombination von Omeprazol + Amoxicillin untersuchten, sind in Tab. 1 zusmmengefaßt. Die Daten zeigen, daß mit diesem Therapiekonzept ähnlich hohe Eradikationsraten erzielt werden können, wie von der Triple-Therapie berichtet werden. Zieht man in Betracht, daß die nebenwirkungsbedingten Therapieabbrüche der Kombinationstherapie Omeprazol + Amoxicillin ca. 3 % betragen und die der Triple-Therapie bei ca. 10 % liegen, ist die Kombinationstherapie, bestehend aus Omeprazol und Amoxicillin, hinsichtlich der auf alle Patienten bezogenen Eradikationsrate der Triple-Therapie ebenbürtig, in ihrer Praktikabilität jedoch deutlich überlegen.

Die erste Studie unserer Arbeitsgruppe ist bzgl. der Therapie in Tab. 2 und mit ihren Ergebnissen in Abb. 1 dargestellt (4). Aufgrund der im nächsten Abschnitt beschriebenen Beziehung zwischen der Omeprazol-Dosis und der Höhe der Helicobacter-Eradikationsrate wird derzeit von unserer Arbeitsgruppe eine Therapiestudie mit der Dosis von 120 mg Omeprazol und 2,25 g Amoxicillin durchgeführt (Tab. 3). Erste Ergebnisse bzgl. der Heilung von Ulcera duodeni und der Eradikation von Helicobacter pylori sind in Abb. 2 dargestellt (5).

Tab. 1 Ergebnisse klinischer Studien mit der Kombination von Omeprazol und Amoxicillin.

Autor (Jahr/Quelle)	n (Erkrankungen)	Studien-Design	Therapie	Eradikation von H.p.	Kumulative Rezidivrate
Labenz et al. (1992/19)	43 (U.d.) 18 (U.d.) 3 (U.d. + U.v.)	unkontrolliert unizentrisch	Omeprazol 1×40 mg, 14 d kombiniert mit Amoxicillin 4×500 mg, 14 d	6 %	5 %, H.p.– 70 %, H.p.+/ 12 Mon.
Bayerdörffer et al. (1992/4)	60 (U.d.)	randomisiert kontrolliert untersucherblind multizentrisch	Omeprazol 2×40 mg, 10 d kombiniert mit Amoxicillin 2×1 000 mg, 10 d	82 %	0 %, H.p.– 52 %, H.p.+/ 12 Mon.
Unge et al. (1993/35)	233 (U.d.)	randomisiert plazebokontrolliert doppelblind multizentrisch	Omeprazol 2×20 mg Tag 1–28 + Amoxicillin 2×750 mg Tag 15–28	54 %	16 %, H.p.– 45 %, H.p.+/ 6 Mon.
Mannes et al. (1993/22)	120 (H.p.-Gastritis)	randomisiert untersucherblind	Omeprazol 1×20 mg oder Omeprazol 2×20 mg oder Omeprazol 2×40 mg oder Omeprazol 3×40 mg für 14 Tage + Amoxicillin 3×750 mg Tag 5–14	37 % 60 % 75 % 85 %	n.u.–
Bayerdörffer et al. (1993/5)	180 (U.d.)	randomisiert plazebokontrolliert doppelblind multizentrisch	Omeprazol 3×40 mg für 14 Tage + Amoxicillin 3×750 mg für 14 Tage	88 %	*
Logan et al. (1992/20)	25 (U.d.)	unkontrolliert	Omeprazol 1×40 mg, 14 d + Clarithromycin 3×500 mg, 14 d		**

d = Tage, n.u. = nicht untersucht, * Daten bei Drucklegung noch nicht verfügbar, ** Daten nicht verfügbar

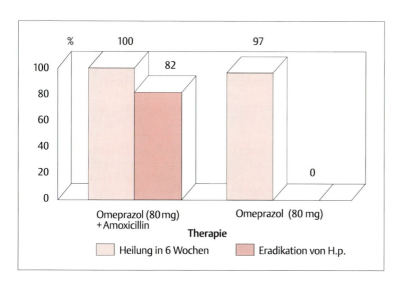

Abb. 1 Heilung und Eradikation.

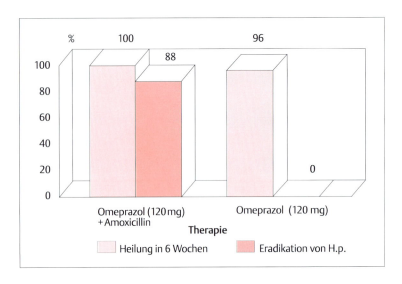

Abb. 2 Heilung und Eradikation.

Tab. 2 Randomisierte Therapie mit:

A: 2 × 40 mg Omeprazol für 10 Tage + 2 × 1 g Amoxicillin für 10 Tage, danach 20 mg Omeprazol morgens bis zum Ende der 4. (6.) Woche
B: 2 × 40 mg Omeprazol für 10 Tage danach 20 mg Omeprazol morgens bis zum Ende der 4. (6.) Woche

Tab. 3 Randomisierte Therapie mit:

A: 3 × 40 mg Omeprazol für 14 Tage + 3 × 750 mg Amoxicillin für 14 Tage danach 20 mg Omeprazol morgens bis zum Ende der 4. (6.) Woche
B: 3 × 40 mg Omeprazol für 14 Tage danach 20 mg Omeprazol morgens bis zum Ende der 4. (6.) Woche

Abhängigkeit der H.p.-Eradikationsrate von der Omeprazol-Dosis

Die bisher durchgeführten klinischen Studien zur Eradikation von Helicobacter pylori mit dem Therapieschema Omeprazol + Amoxicillin ergaben keine eindeutigen Hinweise auf eine Abhängigkeit der H.p.-Eradikationsrate von der Omeprazol-Dosis. Für die Dosis von 40 mg Omeprazol + Amoxicillin wurden beispielsweise Eradikationsraten von 54 % (35) und 80 % (19) gefunden. Andere Untersuchungen ließen jedoch vermuten, daß eine Abhängigkeit der Eradikation von der Omeprazol-Dosis zu erwarten ist. (1, 21).

■ Wir untersuchten deshalb randomisiert in einer Studie an einem definierten Kollektiv bei sonst gleichen Therapiebedingungen verschiedene Dosierungen von Omeprazol (22). 77 Patienten mit einem peptischen Ulkus, einem peptischen Ulkus in der Anamnese, oder mit Helicobacter-pylori-Gastritis wurden behandelt mit: 1 × 20 mg Omeprazol (Gruppe 1), oder 2 × 20 mg Omeprazol (Gruppe 2), oder 2 × 40 mg Omeprazol (Gruppe 3), oder 2 × 60 mg Omeprazol (Gruppe 4) für 14 Tage. Vom Tag 5 – 14 erhielten alle Patienten zusätzlich 2 × 1000 mg Amoxicillin als Tablette. Mit Hilfe einer endoskopisch-bioptischen Untersuchung am Ende der Therapie wurde Helicobacter pylori mit folgenden Raten nicht mehr nachgewiesen, d. h. war supprimiert: Gruppe 1: 43 %, Gruppe 2: 75 %, Gruppe 3: 90 %, Gruppe 4: 100 %. Bei einer weiteren Untersuchung 4 Wochen nach dem Ende der Therapie wurden folgende Eradikationsraten ermittelt: Gruppe 1: 37 %, Gruppe 2: 60 %, Gruppe 3: 75 %, Gruppe 4: 85 % (s. Abb. 16). ■

Diese Daten zeigen eine klare Abhängigkeit sowohl der Suppression von Helicobacter pylori als auch seiner Eradikation von der Omeprazol-Dosis. Diese Abhängigkeit der Eradikationsrate von der Omeprazol-Dosis wird beim Vergleich verschiedener Untersuchungen mit unterschiedlichen Patientenkollektiven (19, 35) möglicherweise deshalb nicht offensichtlich, weil diese Kollektive aufgrund ihrer unterschiedlichen alters- und geschlechtsspezifischen Zusammensetzung wahrscheinlich unterschiedliche Säuresekretionsverhalten aufweisen, welches wiederum zu unterschiedlichen Eradikationsraten führen kann. Durch die Untersuchung dieser Frage an einem Kollektiv konnte sie eindeutig beantwortet werden.

Einfluß der H.p.-Eradikationsrate auf den Verlauf der Ulkuskrankheit

▪ Therapiestudien mit dem Ziel der Helicobacter-pylori-Eradikation haben gezeigt, daß die dauerhafte Beseitigung der Helicobacterinfektion, also die Eradikation, zur Heilung der peptischen Ulkuskrankheit führt. Dies wurde für Ulcera duodeni gezeigt, die heute ca. 90 % aller peptischen Ulzera ausmachen, deutet sich aber auch für die Helicobacter-pylori-Eradikation in den ersten Ulcus-ventriculi-Studien an (3, 28).
Auch mit dem neuen Therapiekonzept Omeprazol + Amoxicillin zur Eradikation konnten wir und auch andere Arbeitsgruppen (4, 19, 35) zeigen, daß die dauerhafte Beseitigung der Helicobacterinfektion zur Heilung der Ulcus-duodeni-Krankheit führt.

▪ Die Ergebnisse der ersten Studie unserer Arbeitsgruppe bzgl. der Rezidivhäufigkeit sind in Abb. 3–5 dargestellt. Abb. 3 zeigt das Auftreten von Ulcus-duodeni-Rezidiven in Abhängigkeit von der Therapie (Omeprazol-Monotherapie oder Omeprazol + Amoxicillin) und von der Zeit. Abb. 4 zeigt das Auftreten von Ulcus-duodeni-Rezidiven in Abhängigkeit vom Gastritisgrad im Antrum am Ende der medikamentösen Therapie. Bei Vorliegen eines Gastritisgrades 2 (Grad 0 und 1 wurden am Tag einer Therapie eines Ulcus duodeni nicht angetroffen) traten in den folgenden 2 Jahren keine Ulcus-duodeni-Rezidive auf. Bei Vorliegen einer Grad-3-Gastritis betrug die kumulative Rezidivrate 44 % und bei Vorliegen einer Gastritis Grad 4 75 %.

Abb. 5 zeigt das Auftreten von Ulcus-duodeni-Rezidiven in Abhängigkeit von der Dichte der Helicobacterbesiedlung. Bei fehlender Helicobacterbesiedlung, d. h. einem Zustand nach erfolgreicher Eradikation, treten keine Ulcus-duodeni-Rezidive auf, es sei denn, es kommt zu einer Reinfektion mit Helicobacter pylori. Während zwei Jahren Follow-up trat bei 2 von 27 Patienten eine Reinfektion mti Helicobacter pylori auf, nach einem Intervall von 13 bzw. 15 Monaten, die bei einem erneuten Ulcus- duodeni-Rezidiv festgestellt wurde. Dies entspricht einer Neuinfektionsrate von 7,4 % in 2 Jahren oder im Mittel von 3,7 % pro Jahr.

Rezidive von Ulcera duodeni ohne Rezidiv der Helicobacterinfektion wurden nur als Raritäten beobachtet (siehe auch Abschnitt „Assoziation und Kausalität von Helicobacter pylori und peptischen Ulzera").

Die Graduierung der Gastritis, der Helicobacterbesiedlung und der Aktivität der Gastritis werden in den Arbeiten der Referenzen 2 und 6 (s. a. Kapitel *Stolte*) beschrieben. Die Bedeutung der Methodik für die Richtigkeit des Helicobacternachweises wird in den Arbeiten der Referenzen 2, 6 und 31 erläutert (s. a. Kapitel *Malfertheiner*). ▪

Einfluß der kombinierten Omeprazol + Amoxicillin-Therapie auf den Verlauf der Gastritis

Die Helicobacter-pylori-induzierte Typ-B-Gastritis ist, entsprechend unserem aktuellen Wissensstand zur Pathogenese des peptischen Ulkusleidens, die Grunderkrankung, auf deren Boden das peptische Ulkus erst entstehen kann. Die B-Gastritis ist die zugrunde liegende Erkrankung für 96 % aller Ulcera duodeni (s. Abschnitt „Assoziation und Kausalität von Helicobacter pylori und peptischen Ulzera") und in 98 % der helicobacterassoziierten Fälle auch der entscheidende kausale Faktor.

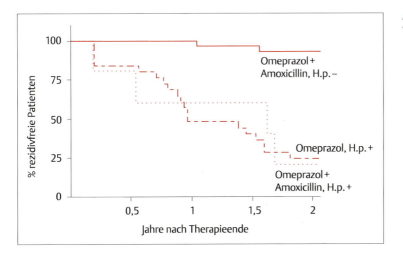

Abb. 3 Rezidivraten von Ulcera duodeni.

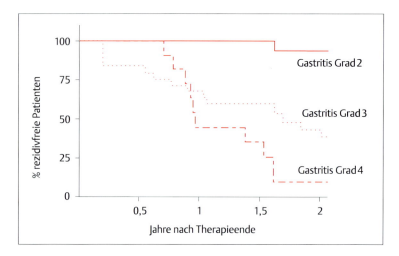

Abb. 4 Rezidivraten von Ulcera duodeni.

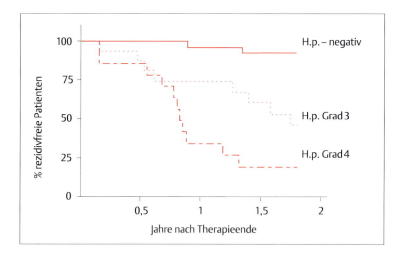

Abb. 5 Rezidivraten von Ulcera duodeni.

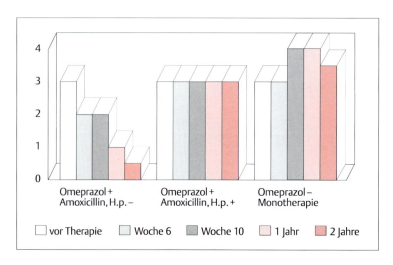

Abb. 6 Median des Gastritisgrads.

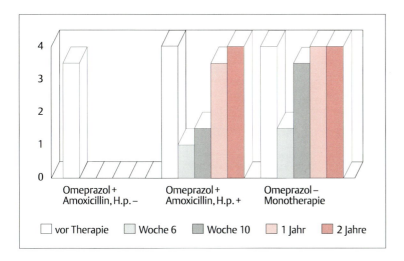

Abb. 7 Median der H.p.-Besiedlung.

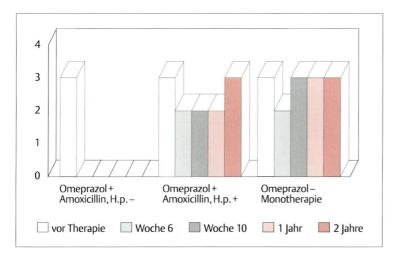

Abb. 8 Median der Aktivität.

■ In der ersten Studie mit der Kombinationstherapie Omeprazol + Amoxicillin (4) haben wir anhand mehrerer Parameter verfolgt, wie sich die antibakterielle Therapie auf den Verlauf der Gastritis auswirkt. Untersucht wurden der Grad der Gastritis (= Grad der lympho- und plasmazellulären Infiltration), Grad der Helicobacter-pylori-Kolonisation und Grad der Aktivität der Gastritis, die alle in minimal, gering, mittelgradig und hochgradig graduiert wurden. Ferner wurden die Parameter Reduktion der Oberflächenepithelien, Reduktion der Mukusschicht und Lymphfollikel untersucht, die außer den Lymphfollikeln wie o. g. graduiert wurden. Der Einfluß der Omeprazol + Amoxicillin-Therapie auf die genannten Parameter wird in den Abb. **6 – 11** dargestellt.

Parameter, wie die Besiedlung der Mukosa mit Helicobacter pylori und die granulozytäre Infiltration der Mukosa, die ein spezifisches Merkmal der Helicobacterinfektion sind, sind schon bei Ende einer erfolgreichen antibakteriellen Therapie nicht mehr nachweisbar (Abb. **7** u. **8**). Die lymphoplasmazelluläre Infiltration als lokale Immunantwort der Helicobacterinfektion bildet sich wesentlich langsamer zurück. Bei Ende der Therapie und 4 Wochen später ist sie noch deutlich nachweisbar und geht bei erfolgreicher H.p.-Eradikation nach 1 Jahr im Median auf eine minimale Infiltration zurück. Bei einem Teil der Patienten kommt es im zweiten Jahr nach Eradikation sogar zu einer völligen Ausheilung der chronischen Gastritis (Abb. **6**). Ebenso geht die Lymphfollikelbildung nur langsam zurück (Abb. **11**). Zu weiteren pathologischen, durch Helicobacter pylori bedingten Veränderungen gehören der Ersatz des Oberflächenepithels durch Regeneratepithelien und die Reduktion der schützenden Mukusschicht, die sich aber nach Eradikation rasch zurückbilden und im Verlauf von 4 Wochen völlig normalisieren (Abb. **9** u.**10**). ■

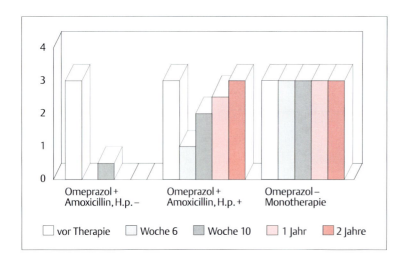

Abb. 9 Median des Ersatzes der Oberflächenepithelien.

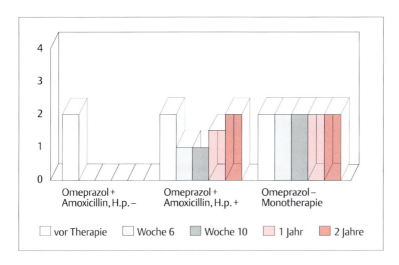

Abb. 10 Median der Reduktion der Mukusschicht.

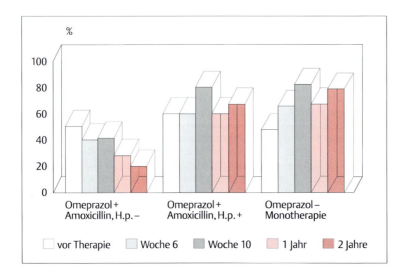

Abb. 11 Häufigkeit von Lymphfollikelhyperplasien.

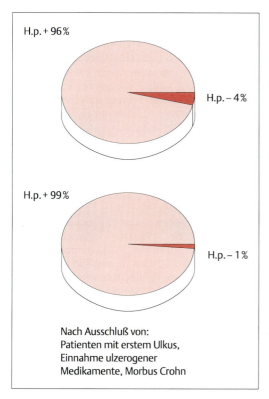

Abb. 12 Nachweis von Helicobacter pylori bei Ulcera duodeni.

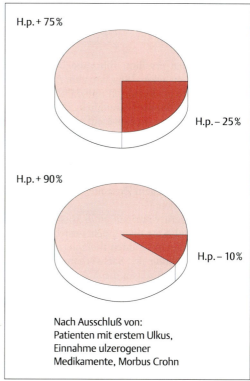

Abb. 14 Nachweis von Helicobacter pylori bei Ulcera ventriculi.

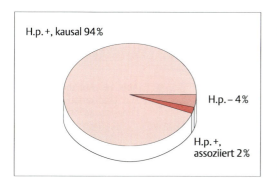

Abb. 13 H.p.-positive Ulcera duodeni, Assoziation und Kausalität.

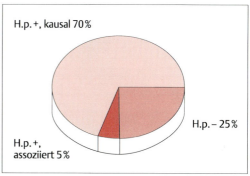

Abb. 15 H.p.-positive Ulcera ventriculi, Assoziation und Kausalität.

Assoziation und Kausalität von Helicobacter pylori und peptischen Ulzera

Wie schon oben erwähnt, führt die Beseitigung der Helicobacter-pylori-Infektion zum Ausbleiben von Ulcus-duodeni-Rezidiven und damit zur Heilung der Ulcus-duodeni-Krankheit. Treten dennoch Ulcus-duodeni-Rezidive auf, sind sie zu ca. 98 % mit einer Neuinfektion mit Helicobacter pylori assoziiert. Das heißt mit anderen Worten, daß ca. 98 % (Abb. 13) der bei der primären Diagnose helicobacterassoziierten 96 % aller Ulcera duodeni (Abb. 12) in kausalem Zusammenhang mit diesem Erreger stehen.

Bei den Ulcera ventriculi sind Aussagen bzgl. Assoziation und Kausalität noch unsicherer aufgrund der geringeren Zahlen therapierter Patienten. Die Darstellung des Sachverhalts analog zu den Ulcera duodeni zeigen die Abb. 14 u. 15. Die niedrigere Rate der Assoziation mit Helicobacter pylori und das häufigere Rezidivieren von Ulcera ventriculi unabhängig von der Helicobacterinfektion sprechen dafür, daß Ulcera ventriculi eine heterogene Gruppe darstellen mit verschieden bedeutsamen pathogenetischen Faktoren.

Kombination von Omeprazol mit anderen Antibiotika

Die Kombinationstherapie Omeprazol + Amoxicillin stellt einen Durchbruch in der Anti-Helicobacter-Therapie dar. Sie ist einfach einzunehmen und besitzt eine gute Verträglichkeit und wird daher von einer hohen Compliance durch die Patienten begleitet. Bei ca. 3 % der Ulcus-duodeni-Patienten kann die Kombinationstherapie mit Amoxicillin jedoch nicht eingesetzt werden wegen bekannter oder neu auftretender Penicillin-Allergie. Aus diesem Grund wurden bereits Pilotstudien durchgeführt zur Testung anderer möglicher Antibiotika zur Kombination mit Omeprazol.

■ Kombinationen mit Omeprazol und Ciprofloxacin (18) oder Omeprazol und Cefixime (17) haben Eradikationsraten unter 50 % und damit keine viel versprechenden Resultate erbracht. Kombinationen von Omeprazol mit mehreren Antibiotika haben ebenfalls keine signifikanten Eradikationsraten erzielt (12–14). Andere Kombinationen, wie zum Beispiel Omeprazol und Clarithromycin haben in einer 25 Patienten umfassenden kleinen unkontrollierten Studie eine Eradikationsrate von 80 % erzielt (20, s. Tab. 1). Eine weitere Kombination, die möglicherweise eine für den therapeutischen Einsatz ausreichende Eradikationsrate erzielt, ist die von Omeprazol und Roxithromycin (11). ■

> Neue Antibiotika sollten aber bis zum definitiven Nachweis ihrer Wirksamkeit nur im Rahmen von Therapiestudien eingesetzt werden; vor allem weil sich in zahlreichen früheren Studien gezeigt hat, daß Helicobacter pylori rasch und gegen eine Vielzahl von Antibiotika Resistenzen zu entwickeln vermag.

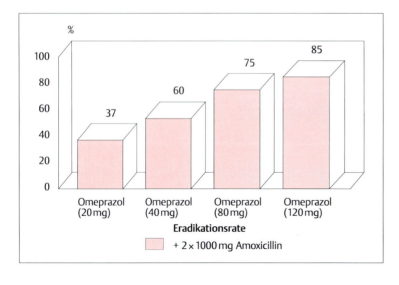

Abb. 16 Abhängigkeit der H.p.-Eradikation von der Omeprazol-Dosis.

Tab. 4 Vergleich Omeprazol + Amoxicillin vs. Triple-Therapie.

Parameter	Omeprazol + Amoxicillin	Triple-Therapie
Therapeutische Effektivität		
– Eradikation von H.p.	80–90 %*	72–96 %**
– Heilung von Ulcera duodeni#	100 %	ca. 90 %
Nebenwirkungen		
– mit Therapieabbruch	ca. 3 %	ca. 10 %
– ohne Therapieabbruch	ca. 5 %	ca. 25 %
Compliance der Patienten	sehr gut	mäßig
Anzahl der Tabletten	6 (3×2)	12 (3×4)
Primäre Resistenz von H.p. gegenüber		
– Amoxicillin	nein	
– Metronidazol / Tinidazol		ja (10–20 %)
Tetracycline		nein
Resistenzentwicklung unter Therapie mit		
– Amoxicillin	nein	
– Metronidazol		ja (5–10 %)
– Tetracycline		nein
Kosten***	367,65# DM	250,29## DM

* 3 × 40 mg Omeprazol + 3 × 750 mg Amoxicillin für 14 Tage,
** Therapieschemata mit einem Wismutsalz + Metronidazol + Tetracyclin-HCl oder Amoxicillin für 14 Tage,
*** für eine 14tägige Therapie, #mit 2 × 40 mg Omeprazol + 2 × 1 mg Amoxicillin, ##3 × 2 Kautabl. Jatrox® + 3 × 500 mg Metronidazol + 3 × 500 Tetracyclin-HCl für 14 Tage. (Jatrox für 4 Wochen). Die Preise wurden berechnet nach der „Roten Liste 1994".

Vergleich der kombinierten Omeprazol + Amoxicillin-Therapie mit anderen gegen Helicobacter pylori gerichteten Therapieschemata

Will man das hier vorgestellte Therapieschema Omeprazol + Amoxicillin zur Eradikation von Helicobacter pylori mit anderen Therapieschemata vergleichen, so bietet sich allenfalls die Triple-Therapie an (s. a. vorheriges Kapitel). Ein Vergleich bezüglich wichtiger Punkte wie therapeutische Effektivität (= Eradikation von H.p., Heilung der Ulzera), tolerierbare Nebenwirkungen und solche, die zum Abbruch der Therapie führen, Compliance der Patienten, Anzahl der einzunehmenden Tabletten, Kosten und Resistenzentwicklung von Helicobacter pylori werden in Tab. 4 gegenüber gestellt. Wägt man beide Therapieschemata sorgfältig gegeneinander ab, wird man bevorzugt das Schema Omeprazol + Amoxicillin wählen.

> **Kurz:** Hohe Effizienz, gute Compliance und geringe Nebenwirkungsrate der Therapie Omeprazol + Amoxicillin!

Motivation und Patientenführung bei einer kombinierten Omeprazol + Amoxicillin-Therapie

Von ganz entscheidender Bedeutung für den Erfolg einer gegen Helicobacter pylori gerichteten Eradikationstherapie mit Omeprazol + Amoxicillin ist die Compliance des Patienten. Es ist wichtig, im persönlichen Gespräch den Patienten über die Vorteile einer Eradikationstherapie, d.h. die Möglichkeit der Heilung des rezidivierenden Ulkusleidens, zu informieren. Es muß für den Patienten klar werden, daß der 10–14tägigen intensiven medikamentösen Therapie bei Erfolg nicht nur ein langes beschwerdefreies, sondern auch therapiefreies Intervall folgt. Der Patient muß informiert werden, daß ein Erfolg der Therapie nur möglich ist, wenn insbesondere während der ersten 14 Tage die Medikamente kontinuierlich und genau nach Plan eingenommen werden. Im Gegensatz zu der den meisten Patienten vertrauten konventionellen Säureblockade mit täglich einmaliger Einnahme eines H_2-Rezeptorantagonisten oder Omeprazol, bei der ein einmaliges Vergessen der Medikamenteneinnahme keine Folgen hat, kann eine lückenhafte Einnahme bei einer Eradikations-Therapie zum Versagen der gesamten Therapie führen.

Bezüglich der Einnahme von Amoxicillin muß der Patient wissen, daß bei Zeichen der Allergie, meist in Form eines juckenden Exanthems, die Therapie sofort abzubrechen ist. Andererseits ist das bei einem kleinen Teil der Patienten beobachtete Auftreten breiig-wäßriger Stühle bedenkenlos, wenn die Frequenz nicht 3–4 pro 24 Stunden übersteigt.

Zusammenfassung

- Die kombinierte Therapie mit hochdosiertem Omeprazol + Amoxicillin ist ein Therapieschema, das sowohl eine rasche Ulkusheilung als auch eine Eradikation von Helicobacter pylori in einem hohen Prozentsatz ermöglicht.
- Die kombinierte Therapie mit hochdosiertem Omeprazol + Amoxicillin ist ein Therapieschema, das außer der Penicillin-Allergie zu keiner relevanten Nebenwirkung geführt hat und daher von den Patienten sehr gut akzeptiert wird.

Literatur

[1] *Andersen, J., M. Ström, J. Naesdal, K. Leire, A. Walan:* Intravenous omeprazole: effect of a loading dose on 24-h intragastric pH. Aliment. Pharmacol. Ther. 4 (1990) 65–72

[2] *Bayerdörffer, E., N. Lehn, R. Hatz, G. A. Mannes, H. Oertel, T. Sauerbruch, M. Stolte:* Difference in expression of Helicobacter pylori gastritis in antrum and body. Gastroenterology 102 (1992) 1575–1582

[3] *Bayerdörffer, E., G. A. Mannes, W. Höchter, J. Weingart, A. Sommer, H. Klann, W. Heldwein, R. Hatz, W. Bornschein, T. Simon, A. Eimiller, F. Bolle, C. Schweikert, S. Miehlke, G. Ruckdeschel, W. Köpcke, M. Stolte:* Antibacterial treatment of gastric ulcers. German gastric ulcer study. Irish J. Med. Sci. 161, Suppl. 10 (1992) 30

[4] *Bayerdörffer, E., G. A. Mannes, A. Sommer, W. Höchter, J. Weingart, R. Hatz, N. Lehn, G. Ruckdeschel, P. Dirschedl, M. Stolte:* High dose omeprazole treatment combined with amoxicillin eradicates helicobacter pylori. Europ. J. Gastroenterol. Hepatol. 4 (1992) 697–702

[5] *Bayerdörffer, E., S. Miehlke, G. A. Mannes, A. Sommer, W. Höchter, J. Weingart, T. Simon, W. Heldwein, H. Klann, A. Eimiller, W. Schmitt, R. Hatz, N. Lehn, P. Dirschedl, M. Stolte:* Effect of 120 mg omeprazole plus amoxicillin on the eradication of Helicobacter pylori. A double-blind trial on duodenal ulcer patients. (in Vorbereitung)

[6] *Bayerdörffer, E., H. Oertel, N. Lehn, G. Kasper, G. A. Mannes, T. Sauerbruch, M. Stolte:* Topographic association between active gastritis and Campylobacter pylori colonisation. J. clin. Pathol. 42 (1989) 834–839

[7] *Bayerdörffer, E., R. Ottenjann:* The role of antibiotics in Campylobacter pylori associated peptic ulcer disease. Scand. J. Gastroenterol. 23, Suppl. 142 (1988) 93–100

[8] *Bhatia, S. J., N. Kochar, P. Abraham, N. G. Nair, A. P. Mehta:* Lactobacillus acidophilus inhibits growth of Campylobacter pylori in vitro. J. clin. Microbiol. 27 (1989) 2328–2330

[9] *Börsch, G., M. Wegener, U. Mai, W. Opferkuch:* Efficiency of oral triple therapy to eradicate Campylobacter pylori. In *Megraud, F., H. Lamouliatte* (eds.): Gastroduodenal pathology and Campylobacter pylori. Elsevier Science Publishers, Amsterdam 1989 (595–598)

[10] *Borody, T. J., S. Noonan, P. Cole, L. Hyland, A. Morgan, J. Lenne, D. Moore-Jones, S. Brandl:* Duodenal ulcer recurrence in patients remaining C. pylori-negative long term post-eradication. Gastroenterology 96 (1989) A52

[11] *Cellini, L., L. Marzio, A. Di Girolamo, N. Allocati, L. Grossi, B. Dainelli:* Enhanced clearing of Helicobacter pylori after omeprazole plus roxithromycin treatment. FEMS Microbiol. Letters 84 (1991) 255–258

[12] *DeKoster, E., J. F. Nyst, C. Deprez, Y. Glupczynski, C. Jonas, P. Denis, J. Van Geel, M. Buset, M. DeReuck, M. Deltenre:* HP Treatment Disappointing results with amoxicillin plus omeprazole. Ital. J. Gastroenterol. 23, Suppl. 2 (1991) 105

[13] *DeKoster, E., J. F. Nyst, Y. Glupczynski, C. Deprez, M. DeReuck, M. Deltenre:* H. pylori treatment: the macrolide trail: one week erythromycin + CBS + omeprazole. (Third Workshop of the European Helicobacter pylori Study Group, Toledo, Spain, 8–10 Nov. 1990. Enfermedades Digestivas 78 (1990) 134

[14] *DeKoster, E., J. F. Nyst, Y.Glupczynski, C. Deprez, M. DeReuck, M. Deltenre:* H. pylori treatment: one week CBS + omeprazole + amoxycillin + minocyclin. (Third Workshop of the European Helicobacter pylori Study Group, Toledo, Spain, 8–10 Nov. 1990). Enfermedades Digestivas 78 (1990) 134

[15] *Goodwin, C. S., B. J. Marshall, E. D. Blincow, D. H. Wilson, S. Blackbourn, M. Phillips:* Prevention of nitroimidazole resistance in Campylobacter pylori by coadministration of colloidal bismuth subcitrate: clinical and in vitro studies. J. clin. Pathol. 41 (1988) 207–210

[16] *Kasper, G., N. Dickgießer:* Antibiotic sensitivity of "Campylobacter pylori". Europ. J. clin. Microbiol. 3 (1984) 444

[17] *Labenz, J., G. Börsch, E. Gyenes, G. H. Rühl:* Failure of combined cefixime/omeprazole treatment to eradicate Helicobacter pylori. Europ. J. Gastroenterol. Hepatol. 4 (1992) 592

[18] *Labenz, J., E. Gyenes, U. Peitz, G. Börsch:* Ciprofloxacin-omeprazole treatment for eradication of Helicobacter pylori. Z. Gastroenterol. 29 (1991) 143–145

[19] *Labenz, J., E. Gyenes, G. H. Rühl, G. Börsch:* Amoxicillin/omeprazole cures ulcer disease associated with HP-infection. Amer. J. Gastroenterol. 87 (1992) 1270

[20] *Logan, R. P. H., P. A. Gummett, B. T. Hegarty, M. M. Walker, J. H. Baron, J. J. Misiewicz:* Clarithromycin and omeprazole for Helicobacter pylori. Lancet 2 (1992) 239

[21] *Londong, W., V. Londong, C. Cederberg, H. Steffen:* Dose-response study of omeprazole on meal-stimulated gastric acid secretion and gastrin release. Gastroenterology 85 (1983) 1373–1378

[22] *Mannes, G. A., E. Bayerdörffer, G. Hele, S. Miehlke, G. Ruckdeschel, M. Stolte:* An increasing dose of omeprazole combined with amoxicillin increases the eradication rate of Helicobacter pylori. Gastroenterology 104 (1993) in press

[23] *Mannes, G. A., E. Bayerdörffer, W. Höchter, J. Weingart, W. Heldwein, A. Sommer, S. Müller-Lissner, W. Bornschein, M. Weinzierl, C. Blendinger, G. Ruckdeschel, H. v. Wulffen, W. Köpcke, M. Stolte:* Decreased relapse rate after antibacterial treatment of Helicobacter pylori-associated duodenal ulcers. Munich Duodenal Ulcer Trial. Europ. J. Gastroenterol. Hepatol. 5 (1993) 145–153

[24] *Marshall, B. J., C. S. Goodwin, J. R. Warren, R. Murray, E. D. Blincow, S. J. Blackburn, M. Philipps, T. E. Waters, C. R. Sanderson:* Prospective double-blind trial of duodenal ulcer relapse after eradication of Campylobacter pylori. Lancet 2 (1988) 1437–1442

[25] *O'Connor, H. J., A. I. B. Axon, M. I. Dixon:* Campylobacter like organisms unusual in type A (pernicious anaemia) gastritis. Lancet 2 (1984) 1091

[26] *Paradis, A., J. Goldie, S. J. O. Veldhuyzen van Zanten, H. Richardson, R. H. Hunt:* The in vitro inhibitory effect of omeprazole on Helicobacter pylori; a bimodal distribution? (Third Workshop of the European Helicobacter pylori Study Group, Toledo, Spain, 8–10 Nov. 1990). Enfermedades Digestivas 78 (1990) 113

[27] *Rauws, E. A. J., G. N. J. Tytgat:* Cure of duodenal ulcer associated with eradication of Helicobacter pylori. Lancet 2 (1990) 1233–1235

[28] *Seppälä, K., P. Pikkarainen, A. L. Karvonen, M. Gormsen:* The role of Helicobacter pylori eradication in gastric ulcer healing and relapses. Gastroenterology 102 (1992) A162

[29] *Sharma, B. K., I. A. Santana, E. C. Wood, R. P. Walt, M. Pereira, P. Noone, P. L. R. Smith, L. Walter, R. E. Pounder:* Intragastric bacterial activity and nitrosation before, during, and after treatment with omeprazole. Brit. Med. J. 289 (1984) 717–719

[30] *Smith, J. T. L., R. E. Pounder, C. U. Nwokolo; S. Lanzon-Müller, D. G. Evans, D. Y. Graham, D. J. Evans:* Inappropriate hypergastrinaemia in asymptomatic healthy subjects infected with Helicobacter pylori. Gut 31 (1990) 522–525

[31] *Stolte, M., B. Bethke:* Elimination of Helicobacter pylori under treatment with omeprazole. Z. Gastroenterol. 28 (1990) 271–274

[32] *Stolte, M., S. Eidt, A. Ohnsmann:* Difference in Helicobacter pylori associated gastritis in the antrum and body of the stomach. Z. Gastroenterol. 28 (1990) 229–233

[33] *Suerbaum, S., H. Leying, B. Hemmerle, K. Klemm, W. Opferkuch:* Antibacterial activity of pantoprazole, omeprazole, and other (H^+/K^+)ATPase inhibitors against Helicobacter pylori. (Third Workshop of the European Helicobacter pylori Study Group, Toledo, Spain, 8–10 Nov. 1990). Enfermedades Digestivas 78 (1990) 134

[34] *Tytgat, G. N. J., A. T. R. Axon, M. F. Dixon, D. Y. Graham, A. Lee, B. J. Marshall:* Helicobacter pylori: Causal agent in peptic ulcer disease? Working Party Reports (1990) 36–45

[35] *Unge, P., K. Eriksson, B. Bergmann, L. Carling, P. Ekström, A. Gad, H. Glise, H. Gnarpe, R. Jansson, O. Junghard, C. Lindholmer, B. Sandzen, L. Strandberg, A. Stubberöd:* Omeprazole and amoxicillin in patients with duodenal ulcer: Helicobacter pylori eradication and remission of ulcer and symptoms during a 6-month follow-up. Gastroenterology 102 (1992) A183

[36] *Westblom, T. U., D. E. Duriex:* H_2-Blockers increase antibiotic concentrations in gastric mucosa. (Third Workshop of the European Helicobacter pylori Study Group, Toledo, Spain, 8–10 Nov. 1990). Enfermedades Digestivas 78 (1990) 136

Sachverzeichnis

A

Achlorhydrie 16, 42
Achromomycin 81
Adhäsine 3 f
Agar-Dilutionstest 7
A-Gastritis 19, 28, 42, 47
– Ätiopathogenese 23
– atrophische FT I
– ausgebrannte FT II
A-Gastritis 22 ff, FT I
– Graduierung, Praxis 24
– Häufigkeit 22 f
– Komplikation 23
– Perniziosatyp 42
Aggregate, lymphatische 27 f, 66
Allergie bei Amoxicillin-Einnahme 98
Ammoniumkonzentration im Magensaft, Bestimmung 58
Amoxicillin 64, 70, 80 ff, 87 ff
– Allergiezeichen 98
– Dosierung 89 f
Anämie, perniziöse 42
Anazidität 87
Antazida 26, 70
Antibiotika 69 f, 87
– Hemmkonzentrationen 7
– Ineffektivität 70
Antikörperbildung 5, 13
Antikörpernachweis 7, 59
Antirheumatika, nichtsteroidale 30, 43, 45 ff, 64, FT V
Antrumgastritis 21, 23 f
– bei perniziöser Anämie 42
Antrummukosa, Autoantikörper 6
Arbeitsunfähigkeit 44
Autoantikörper 6

B

Belegzell-Antikörper 42
Betalactam-Antibiotika 69 f
B-Gastritis 1, 19, 40
– Ätiopathogenese 23
– chronisch aktive FT II
– endoskopisches Bild FT V

FT = Farbtafel

– Häufigkeit 22 f
– Karzinomrisiko 47 ff
– Komplikation 23
Blutzellen, mononukleäre, periphere 6
B-Zell-MALT-Lymphom 66

C

^{13}C-Atemtest 57 f
– europäische Standardmethode 58
– Treffsicherheit 57
CD4-T-Zellen 6
CD8-T-Zellen 6
C-Gastritis 19, 43, FT II
– Ätiopathogenese 23
– Häufigkeit 22 f
– Komplikation 23
Chemotaxis 6, 11 f
Cimetidin 71
Clindamycin 82
CLO-Test 6
Compliance 97
^{13}C-Serumtest 58

D

Destruktion, lymphoepitheliale 28
Diagnostik, mikrobiologische 6 f
DNA-Restriktionsprofil 2
Drüsenkörperatrophie 24
Duodenalulkus s. Ulcus duodeni
Dyspepsie 41 f, 65
– Dysmotilitätstyp 41
– Helicobacter-pylori-Eradikationstherapie 41 f
– nicht-ulzeröse 41
– Plazeboeffekt 65
– Ursachen 41

E

Eiweißverlust, gastraler 50, 65
ELISA 7, 58
– Sensitivität 58
– Spezifität 58
Endoskopie 45
Entzündungsmediatoren 6, 13 ff
Enzyme, extrazelluläre 5

Epigastrische Beschwerden 41
Ernährungsgewohnheiten 29
Erosion 42 f
– chronische 30
– Definition 42
– Diagnostik 32
– erhabene 42 f
– flache 42 f, FT V
– hämorrhagische 43
– bei Helicobacter-pylori-Gastritis 30
– NSAR/ASS-induzierte 30, 43, FT V
– Randwall, polypoider 30, 43

F

Faltenwülste 50, FT VII
– polypoide 43
– Schleimansammlungen 50
– Verstreichbarkeit, fehlende 50
Famotidin 71
Färbemethoden 56
Ferkel, gnotobiotische 3
Flagelline 2
– Gene 4
Flagellum 3 f
Flüssigmedium 56
Frühkarzinom 46, FT VI
Furazolidin 70, 81 f

G

Gallereflux 28, 43
Gänsehaut des Magens 49, 55, FT VI
Gastrin, stimulierbares 45
Gastrinfreisetzung 87
– erhöhte 15
Gastrinproduktion 45
Gastrinspiegel im Serum 5, 15
Gastrinzellhyperplasie beim Kind 15
Gastritis 5, 15
– ABC 19
– Aktivität 22, 24 f, 28, 93
– akute, epidemische 42
– atrophische, multifokale 24
– chronisch-aktive 22

Sachverzeichnis

- chronische, mit Beschwerden 65
- Diagnostik 32 f
- Einfluß der Helicobacter-pylori-Eradikationstherapie 91 f
- Graduierung 22, 24 f, 28
- – Praxis 24
- Helicobacter-Heilmannii-induzierte 66
- Klassifikation 19 ff
- – endoskopische 21
- – histologische 21 f
- – Sydney-System 19 ff
- – Summenscore 25 f
- Gastroduodenalfunktion 15 f
- Gastroduodenoskopie 55, 59
- Granulozyten, neutrophile 22, FT III
- – – polymorphkernige 12 f

H

- Hämagglutinine 12
- Hämatinfleck 43
- Helicobacter Heilmannii 26, FT IV
- pylori, Adhärenz 4
- – Adhäsivität 11
- – Antibiotikaempfindlichkeit 7, 69
- – Antibiotikaresistenz 69
- – Anzüchtung 6 f, 55 f
- – Assoziation mit der Mukosa 11 f
- – assoziierte Krankheiten 19 ff
- – – – Pathologie 19 ff
- – Elektronenmikroskopie 2
- – Entdeckung 1
- – Eradikation 26
- – Definition 27, 79
- – Eradikationsrate 74, 90 f
- – Identifizierungsmerkmale 1
- – Infektionsweg 13
- – In-vitro-Empfindlichkeitsprüfung 7
- – Metronidazolresistenz 69, 88
- – Migration durch den Magenschleim 11 f
- – Motilität 4
- – Nachweis, histologischer 24, 56 f
- – – mikrobiologischer 55 f
- – – im Stuhl 56
- – – serologischer 58
- – Nachweismethode, direkte 6, 55
- – – indirekte 6, 55
- – – invasive 55 ff
- – – nicht-invasive 55, 58 ff
- – – Treffsicherheit 57
- – Neuinfektion 91
- – Oberflächenproteine 2, 13
- – Pathogenitätsunterschiede 15
- – Schädigungspotential an der Mukosa 12

- – Übertragung 11
- – Versilberung 24, FT IV
- – Virulenzfaktoren 2 ff, 12, 22
- – Vorkommen 1
- – Zytotoxizität 4, 12 f
- Helicobacter-felis-Infektion 3
- Helicobacter-Heilmannii-Gastritis 26, 35, 66
- Helicobacter-mustelae-Infektion 3
- Helicobacter-pylori-Bulbitis 30
- Helicobacter-pylori-Eradikationstherapie 27 f, 49, 79 ff
- bei chronischer Gastritis 65
- Doppel-Therapie 80, 82, 87 ff
- bei Dyspepsie 42
- Indikation 63 ff
- zur Karzinomprophylaxe 29, 49, 51, 66
- – Indikation 66
- Kosten 64
- bei MALT-Lymphom 28, 50
- bei Magenlymphom 50, 66
- bei Non-Ulcer-Dyspepsia 41 f, 65
- Patientenführung 97
- bei peptischem Ulkus 46, 77 ff, 87 ff
- bei Riesenfaltengastritis 50, 65
- Tripel-Therapie 80 f, 97
- bei Ulcus duodeni 31, 63 f
- bei Ulcus ventriculi 64
- Verlaufskontrolle 7
- Helicobacter-pylori-Gastritis 39 ff
- akute 40 f
- Arbeitsunfähigkeit 44
- Beschwerden 40 ff
- chronische 40
- Diagnostik 40
- endoskopisches Bild 40, FT V
- Epidemiologie 39 f
- Folgekrankheit 27 f
- Folgeleiden 30 ff
- funktionelle Störungen 42
- Graduierung, Praxis 24 ff
- Histologie 22
- Hyperplasie, lymphatische 49 f
- Karzinogenese 29 f
- Karzinomrisiko 47 ff
- Monotherapie 27
- Riesenfaltenbildung 50
- Schleimhautläsion, NSAR-bedingte 46 f
- schwere 1
- Therapieeinfluß 26 f
- Ulcus-duodeni-Risiko 44
- Helicobacter-pylori-Infektion, Antikörpertiterverlauf 59
- antrumbetonte 15 f
- chronische 13
- Diagnostik 55 ff
- Diagnostikempfehlungen 60
- Folgekrankheiten 30 ff, 34, 39 ff
- Immunantwort FT III
- intrafamiliäre 29, 40

- beim Kind 15
- Magenkarzinomentwicklung 47 f
- molekularer Test 60
- Monotherapie 69 ff
- – Wertigkeit 69 ff
- Pathogenese 11 ff
- Rezidiv, frühes 72 f
- Screening 59
- Stellenwert 16
- Synopsis 34
- Therapie, antibiotische 69 f
- – – Ineffektivität 70
- – – Eradikationsraten 74, 90 f
- – – Indikation 63 ff
- – Therapieverlauf 59
- – Therapieziel 69
- – Tiermodell 3
- Helicobacter-pylori-Kolonisation 24 f, 77, 93, FT II
- – Therapieeinfluß 26
- Helicobacter-pylori-Riesenfaltengastritis 50, 65
- Helicobacter-Spezies 1
- – Wirtsspezifität 3
- Hitzeschock-Protein 2 f, 5
- – Antikörperbildung 5
- H_2-Rezeptor-Antagonisten 26, 71, 78
- Hyperchlorhydrie 16
- Hypergastrinämie 15 f
- Hyperplasie, foveoläre 50, 65
- – lymphatische 49 f, FT VI
- – reaktive 28, 49
- Hypochlorhydrie 5, 16, 42

I

- IgA-Antikörper 13
- Immunglobulin A, sekretorisches 5
- Immunologie 5 f
- Immunreaktion 5 f, 13, FT III
- – Insuffizienz 13
- Interferon-γ, 6
- Interleukin 1: 6
- Interleukin 6: 6, 14
- Interleukin 8: 14

K

- Kardiakarzinom 47
- Karzinogenese 29 f
- Karzinoidtumor FT II
- Katalase 3, 5
- Kochblutagar 55 f
- Kondition, präkanzeröse 29, 66
- Korpusgastritis 21, 23 f
- – atrophische 42
- Kulturmedium 55 f

Sachverzeichnis

L

Lanzoprazol 71 f
Läsion, lymphoepitheliale 28
Latex-Agglutinationstest 60
Leistenspitzenerosion 43
Leukotriene 13, 15
Lipid A 2
Lipopolysaccharid 2
Lymphfollikel 27 f, 66
Lymphfollikelhyperplasie 49, 94
Lysolecithin 13

M

Magenbiopsie 6 f
Magenfaltenrelief 50
Magenfrühkarzinom 46
– ulzeriertes FT VI
Magenkarzinom 29 f, 47 ff, 66
– Differentialdiagnose 50
– Helicobacter-pylori-Gastritis 47
– Pathogenese 49
Magenlymphom 27 f, 49 f, FT VII
– Diagnose 49 f
– Differentialdiagnose 50
– Endoskopiebefund 50
– hochmalignes 66
– malignes, Helicobacter-pylori-Eradikationstherapie 66
– niedrigmalignes 66
– Prognose 50
– Therapie 50
Magensäure, Basalsekretion 44 f
– Gipfelsekretion 44 f
Magensäuresekrationsanalyse 44 f
Magensäuresuppression 64, 71, 78
Magenschleim, Migration des Helicobacter pylori 11 f
Magenschleimhaut, Funktion, sekretorische 5
– Gänsehaut-artige 49, 55, FT VI
– Hyperplasie, foveoläre 50, 65
– – lymphatische 49 f, FT VI
– – reaktive 28, 49
– Immunreaktion 5, 13
– Prostaglandinkonzentration 16
– Regenerationszone 28
– Schädigungspotential des Helicobacter pylori 12
Magenschleimhautatrophie 24
Magenschleimhautbiopsie 32 f, 55
Magenschleimhautdepletion 24 f
Magenschleimhautinfiltration 5, 22, FT III
– Veränderung nach Helicobacter-pylori-Eradikation 27
Magenschleimhautläsion, NSAR-bedingte, bei Helicobacter-pylori-Gastritis 46 f
Makrophagen 5
Makrophagenstimulation 6, 14

MALT-Lymphom 27 f, 49 f, 66
– Helicobacter-pylori-Eradikationstherapie 28, 50, 66
MALT-Non-Hodgkin-Lymphom 49
MALT-Organ 27
Ménétrier-Krankheit 26, 35, 50, 65, FT VII
Metaplasie, enterokolische 28
– gastrale 12, 16, 30 f, 43
– – Helicobacter-pylori-Pathogenität 15
– – inkomplette 30
– – intestinale 22, 24, 28 f, 49
– – inkomplette 28
– – Karzinogenese 29
– – komplette 28
Metronidazol 69, 80 ff, 88
MHC-II-Moleküle 6
Mikroerosionen, glanduläre 28 f
Mikroskopie, direkte 57
Monozyten 5
Mottenfraß-Phänomen FT VI
Mukoprotektion 72

N

Nitrofuran 70, 82
Non-Hodgkin-Lymphom, malignes, des Magens 49 f, 66
Non-Ulcer-Dyspepsia 40 f
– Helicobacter-pylori-Eradikationstherapie 41 f, 65
– Placeboeffekt 41
^{15}N-Urintest 58

O

Oberflächengastritis, nicht aktive, geringgradige 26
Omeprazol 64, 71 f, 78, 87 ff
– mit Antibiotikum 87 ff, 96 f
– Dosierung 89 f
Onkogen 49

P

PAF (Platelet activating factor) 12, 15
Pangastritis 21
Parietallzell-Antikörper 42
Parietalzellen, Pseudohypertrophie FT I
Patientenführung 97
PCR (Polymerase-Kettenreaktion) 2, 7, 60
Penicillin-Allergie 98
Pepsinogen-I-Spiegel im Serum 16
Phagozytose 3, 5, 15
Phosphatase 12 f
Phospholipase 5, 12 f
Phospholipide 2
pH-Wert, intragastraler 87 f

Pivampicillin 82
Placeboeffekt 41
Plasmazellen FT III
– submuköse 5
Platelet activating factor (PAF) 12, 15
Polymerase-Kettenreaktion (PCR) 2, 7, 60
Prostaglandin-Analoga 72
Prostaglandinsynthese 16
Protease 5, 12
Protonenpumpenblocker 27, 64, 71 f, 78, 87 ff
– Therapiedauer 71

R

Ranitidin 64, 71
Regeneratepithel 22, 24 f, 93 f, FT III
Reizmagen 41
Riesenfalten 50
Riesenfaltengastritis 21, 26, 50, 65

S

Screening 59
Serologie 7
Slow bacterial infection 13, 16
Somatostatin 15
Streßprotein 5
Stuhl, Helicobacter-pylori-Nachweis 56
24-Stunden-Gastrinfreisetzung 87
Sucralfat 72
Superoxiddismutase 3, 5
Sydney-System der Gastritis-Klassifikation 19 ff

T

Test, molekularbiologischer 60
Tetrazyklin 80 ff, 88
Tinidazol 82 f
T-Lymphozyten 5
Tumor-Nekrose-Faktor-α; 6, 12, 14 f
Tumorzellen, lymphatische, zentrozytoide 28

U

Ulcus duodeni 1, 16, 29 ff, 43 ff
– – Diagnostik 32, 44 ff
– – Heilungsverzögerung, Risikofaktoren 46
– – Helicobacter-pylori-Eradikationstherapie 46, 63 f, 77 ff, 91
– – Helicobacter-pylori-Nachweis 95 f
– – Helicobacter-pylori-Pathogenität 15
– – Pathogenese 30 f

Sachverzeichnis

- – Rezidivrate 91 f
- – Rezidivrisiko 46
- – Risiko bei Helicobacter-pylori-Gastritis 44
- ventriculi 31 f
- – Biospie 45
- – Diagnostik 33, 44 ff
- – Differentialdiagnose 45
- – Helicobacter-pylori-Assoziation 95 f
- – Helicobacter-pylori-Eradikationstherapie 64, 77 ff, 91
- – Helicobacter-pylori-Nachweis 95 f
- – histologische Abklärung 33
- – NSAR-induziertes 64
- – – Endoskopiebefund 45 f
- – Pathogenese 31
- – Prädilektionsstellen 31
- Ulkus, peptisches 43 f
- – Biospie 45
- – Diagnostik 44 f
- – Differentialdiagnose 45
- – disponierende Faktoren 43 f
- – Endoskopiebefund 45
- – Epidemiologie 43
- – genetische Faktoren 43 f
- – Helicobacter-pylori-Assoziation 77
- – Helicobacter-pylori-Eradikationstherapie 46, 63 f, 77 ff, 91
- – Magensäure-Gipfelsekration 45
- – Pathogenese 44, 77
- – Rezidivrisiko 46
- – Schubtherapie 78
- – Sterbefälle 44
- – Therapie 87 ff
- – Therapieziel 78
- – Umweltfaktoren 43 f
- Ulkusheilung, verzögerte 46
- Ulkuskomplikation, Prophylaxe 78 f
- – Therapie 78
- Ulkuskrankheit 30 ff, 46
- – Helicobacter-pylori-Eradikationstherapie 31, 46, 63 f, 77 ff, 91
- – Klassifikation 64
- – Verlauf 91
- Ulkusrezidiv 60, 63 f, 91 f
- – Prophylaxe 78
- – Risikofaktoren 46
- Urease 2 ff, 12, 58
- – Reaktion 1 f
- – Schnelltest 57 f
- – – Treffsicherheit 57
- – Test 6, 57 f

V

Vagotomie 26
Virulenzfaktor 2 f
- Charakterisierung 3

W

Warthin-Starry-Färbung 56, FT IV
Wilkins-Chalgreen-Agar 55 f
Wismut, kolloidales 72
- Nebenwirkungen 72
- Nitrat-Aluminat 82
- Salze 27, 72 f
- Subcitrat 80 ff
- Subsalizylat 80
- Supersalizylat 72
- Therapie bei Dyspepsie 42

Z

Zytokine 14
Zytotoxine 3 f, 12 f
- vakuolisierende 4